G. M. Akhmadjonova
D. K. Najmutdinova
I. A. Kamilova

Atendimento de emergência na prática obstétrica

AF550577

G. M. Akhmadjonova
D. K. Najmutdinova
I. A. Kamilova

Atendimento de emergência na prática obstétrica

ScienciaScripts

Imprint

Any brand names and product names mentioned in this book are subject to trademark, brand or patent protection and are trademarks or registered trademarks of their respective holders. The use of brand names, product names, common names, trade names, product descriptions etc. even without a particular marking in this work is in no way to be construed to mean that such names may be regarded as unrestricted in respect of trademark and brand protection legislation and could thus be used by anyone.

Cover image: www.ingimage.com

This book is a translation from the original published under ISBN 978-3-330-02013-9.

Publisher:
Sciencia Scripts
is a trademark of
Dodo Books Indian Ocean Ltd. and OmniScriptum S.R.L publishing group

120 High Road, East Finchley, London, N2 9ED, United Kingdom
Str. Armeneasca 28/1, office 1, Chisinau MD-2012, Republic of Moldova, Europe
Managing Directors: Ieva Konstantinova, Victoria Ursu
info@omniscriptum.com

Printed at: see last page
ISBN: 978-620-8-40694-3

Copyright © G. M. Akhmadjonova, D. K. Najmutdinova, I. A. Kamilova
Copyright © 2024 Dodo Books Indian Ocean Ltd. and OmniScriptum S.R.L publishing group

Índice

1. Avaliação inicial rápida

PREPARAÇÃO PARA EMERGÊNCIAS

Todos os especialistas (médico de família, enfermeiro, enfermeiro de enfermagem, parteira, ginecologista-obstetra, paramédico, vigilante, etc.) que prestam serviços a grávidas, parturientes e parturientes em instituições de cuidados de saúde primários e em maternidades devem possuir as competências necessárias para prestar cuidados de saúde primários qualificados.

Todos os funcionários devem:

- Conhecer os sinais perigosos da gravidez;
- Possuir a competência de avaliação e de estadista do país de todos os períodos natais oaxc;
- Possuir as competências de implementação passo-a-passo da assistência em situações de emergência, depois de acordo com a equipa de trabalho;
- Cada trabalhador deve dispor de informações completas sobre as situações de emergência;
- Participar regularmente em sessões de formação sobre o domínio das competências práticas de assistência em situações de emergência e вmestre-as.

Não esquecer:

- Em primeiro lugar, as mulheres com hemorragia vaginal precisam de receber cuidados de emergência;
- O pessoal médico júnior deve estar preparado para prestar assistência às mulheres em situações de emergência obstétrica e no parto, bem como para pedir ajuda a um profissional médico de referência;
- Todos os empregados devem ter as competências necessárias para avaliar em situações urgentes;

- Após cada atendimento de emergência efectuado, a "caixa de emergência" deve ser reabastecida;

- Todo o material médico usado deve ser imediatamente descontaminado, enxaguado e submetido a uma desinfeção ou esterilização profunda.

AVALIAÇÃO RÁPIDA

Preste atenção à mulher:

- A mulher veio para o centro de saúde com um acompanhante?
- Mulher Há sangue na roupa e no chão à volta de alguma coisa errada?
- A mulher tem respiração ofegante, gemidos ou sinais de esforço?

(parente e estadista do país

Perguntar! Uma mulher ou acompanhante sobre se os seguintes sintomas foram observados recentemente ou agora:

AVALIAÇÃO RÁPIDA

Prestem atenção à mulher:

- A mulher foi ao centro médico com um acompanhante?
- Há sangue nas roupas da mulher, no chão à volta dela?
- A mulher tem respiração ofegante, gemidos e sinais de tentativas?

(sinais de parto)

Pergunte-me! Uma mulher ou um acompanhante sobre se os seguintes sinais foram observados agora ou recentemente:

- Hemorragia vaginal
- Dores de cabeça graves/perda de visão
- Convulsões / perda de consciência
- Dificuldade em respirar
- Alta temperatura
- Dor abdominal intensa
- Dores de parto/contrações

Se uma mulher apresentar qualquer um dos sinais e sintomas perigosos acima referidos, deve ser imediatamente informada:

- Pedir ajuda
- Manter a calma
- Foco na mulher
- Não deixar uma mulher sozinha
- Avaliar a tensão arterial, o pulso, a frequência respiratória e a saturação, temperatura corporal, cor da pele
- Se houver hemorragia, determinar a quantidade de sangue perdido.
- Notificar um profissional médico qualificado

Efetuar uma avaliação inicial de emergência, normalizar o estado geral, iniciar o tratamento e enviar
para uma instituição médica de alto nível.

AVALIAÇÃO RÁPIDA DAS DIFICULDADES RESPIRATÓRIAS

Avaliar! Definir:

- Falta de respiração
- Respiração rápida (ritmo respiratório de 30 ou mais por minuto)
- Dificuldade em respirar ou asfixia
- Palidez ou cianose da pele

Inspecionar:

- A língua será atirada para trás
- A presença de corpos estranhos ou resíduos alimentares na cavidade oral
- Auscultação dos pulmões - pieira, pieira

Fazer o seguinte:

Se a mulher não estiver a respirar:

- Pedir ajuda
- Deite-se de costas e incline a cabeça para trás

- Levantar o queixo para garantir a abertura das vias respiratórias
- Limpar a mucosa da laringe na presença de corpos estranhos ou de vómito na cavidade oral
- Iniciar a ventilação artificial com um saco de Ambu ou uma máscara até aparecer a auto-respiração

Se uma mulher está a respirar, mas continua a ter dificuldade em respirar:

- Pedir ajuda
- Avaliar o funcionamento dos órgãos vitais (tensão arterial, pulso, respiração)
- Deitar a mulher sobre o seu lado esquerdo e colocar um apoio para as suas costas
- Administrar oxigénio a um ritmo de 4-6 l/min
- Assegurar o transporte imediato para o hospital!

Suponhamos que:

- Anemia grave
- Insuficiência cardíaca

Ver o protocolo dos cuidados de urgência primários para as dificuldades respiratórias (página 6).

AVALIAÇÃO RÁPIDA EM CASO DE CHOQUE

Avaliar!

Definir:

- Respiração rápida (ritmo respiratório de 30 ou mais por minuto)
- Pele fria e pegajosa
- Palidez da pele, conjuntiva, palmas das mãos, cianose do triângulo nasolabial
- Suor frio
- Ansiedade e perda de consciência

Verificar:

- Pulso frequente (110 ou mais por minuto) e fraco

- Pressão arterial sistólica igual ou inferior a 90 mmHg

- Diurese de 30 ml por hora ou menos

Fazer o seguinte:

- Pedir ajuda

- Se uma mulher vomitar, deite-a de lado para reduzir o risco de aspiração

- Restaurar a permeabilidade das vias aéreas

- Certificar-se de que a mulher está a respirar

- Manter a mulher quente, mas não a sobreaquecer

- Levantar a extremidade do pé durante o transporte para melhorar a circulação sanguínea no coração

- Iniciar infusão intravenosa ou reidratação oral

- Avaliar o funcionamento dos órgãos vitais (tensão arterial, pulso, respiração)

- Reavaliar o estado da mulher 30 minutos após a terapia de infusão:

- Frequência cardíaca igual ou inferior a 90 batimentos por minuto

- Pressão arterial sistólica igual ou superior a 100 mmHg

- Não há ansiedade/inibição ou perda de consciência

- Diurese de 30 ml por hora ou mais

- Se o estado da mulher tiver melhorado, reduzir a velocidade de perfusão intravenosa para 1 litro no espaço de 6 horas.

Determinar a causa do choque e fornecer o tratamento adequado.10 Cuidados de emergência na prática obstétrica

- Se o estado da mulher não tiver melhorado, transportá-la imediatamente para o hospital!

Suponhamos que:

- Aborto incompleto

- Gravidez ectópica

- Placenta prévia

- Rutura do útero

Ver o protocolo das hemorragias nas primeiras fases da gravidez! (p.29)

- Atonia uterina

- Retenção da placenta

- Danos profundos no canal de parto

Ver o protocolo de hemorragia vaginal pós-parto (página 36)

- Aborto sético

- Endometrite

- Peritonite

Ver o protocolo da febre alta no período pós-parto! (p.48)

- Rutura do útero

Ver o protocolo das dores abdominais no final da gravidez ou durante o parto! (página 20).

AVALIAÇÃO RÁPIDA DA DOR ABDOMINAL

Avaliar!

Definir:

A mulher está grávida?

- A duração da gravidez?

Verificar:

- Pressão arterial sistólica igual ou inferior a 90 mmHg

- Temperatura corporal igual ou superior a 38 ° C

Suponhamos que:

- Aborto espontâneo

- Gravidez ectópica

- Desvio de bolhas

Ver o protocolo das hemorragias nas primeiras fases da gravidez! (p.28)

- Descolamento prematuro de uma placenta com localização normal

- Rutura do útero

- Placenta prévia

Ver o protocolo de hemorragias após as 22 semanas de gravidez! (página 36)

AVALIAÇÃO RÁPIDA EM CASO DE CONVULSÕES OU PERDA DE CONSCIÊNCIA

Avaliar!

Definir:

A mulher está grávida?

- A duração da gravidez?

Verificar:

- Pressão arterial sistólica igual ou superior a 90 mmHg

- Temperatura corporal igual ou superior a 38 ° C

Fazer o seguinte:

- Pedir ajuda

- Não deixar uma mulher sozinha

- Proteger a mulher de ferimentos, mas não usar a força

Se uma mulher perdeu a consciência

- Verificar as vias respiratórias

- Deitar a mulher sobre o seu lado esquerdo e colocar um apoio para as suas costas

- Avaliar a rigidez dos músculos do pescoço

Se uma mulher tem convulsões:

- Virar a mulher para o lado esquerdo para evitar
o risco de aspiração do vómito.

- Certificar-se de que a via aérea é transitável.

- Introduzir o cateter na bexiga

- Introduzir uma dose de carga de Sulfato de Magnésio:

- IV, durante 5-10 minutos $MgSO_4$ 25% -16,0 ml + Sol.NaCl 0,9% -20 ml.

- Avisar a mulher de que, durante a administração do sulfato de magnésio, irá sentir uma sensação de calor;

- Em seguida, em cada nádega, após a administração intramuscular de Sol.Novocaini 0,5% - 5,0 ml ou Sol. Lidocaini 2% -1,0 ml, injetar $MgSO_4$ 25% -20,0 ml

- Voltar a medir a tensão arterial, se a tensão arterial for > 150/100 mmHg. administrar Nifedipina 10 mg por via sublingual.

- Se as convulsões se repetirem, após 15 minutos, injetar 8,0 ml de solução de $MgSO_4$ durante 5 minutos;

Se houver uma diminuição da frequência respiratória, injetar Gluconato de Cálcio 10% - 10,0 ml durante 10 minutos.

Se o sulfato de magnésio não estiver disponível:

- Introduzir uma dose de carga de Diazepam 10 mg IV lentamente durante 2 minutos

- Se as convulsões se repetirem, repetir a dose de carga

- Introduzir a dose de manutenção durante o transporte pela seguinte ordem:

- Injetar 40 mg de Diazepam+ Sol. NaCl 0,9%-500 ml, durante 6-8 horas

- Durante o procedimento, controlar a frequência da administração das gotas para que a mulher permaneça sedada e possa responder às perguntas

- Se a frequência respiratória descer abaixo de 16 em 1 minuto, interromper a dose de manutenção

- A dose máxima de Diazepam para 24 horas não deve exceder 100 mg

- Assegurar que um profissional médico esteja próximo da mulher durante o transporte

Suponhamos que:

- Eclampsia
- Tétano
- Epilepsia
- Complicações da malária

Ver o protocolo de emergência para dor de cabeça, deficiência visual, convulsões ou perda de consciência (página 18).

Atenção! Antes de administrar as seguintes doses de Sulfato de Magnésio a uma mulher, certificar-se de que:

- O número de respirações deve ser de pelo menos 16 por minuto
- A presença de reflexos no joelho
- Urina de pelo menos 30 ml por hora

AVALIAÇÃO RÁPIDA A ALTA TEMPERATURA

Avaliar!

Definir:

- Existe alguma fraqueza ou sonolência?
- Micção dolorosa frequente?

Verificar:

- Avaliar a consciência
- Temperatura corporal: 38 °C e superior
- Pescoço: rigidez muscular
- Pulmões: respiração superficial
- Abdómen: tensão muscular significativa
- Vagina: várias secreções
- Tórax: dor

Fazer o seguinte:

- Cefazolina I/V 1 g de 8 em 8 horas + Metronidazol 500 mg de 6 em 8 horas

Ou

- Gentamicina 5 mg/kg de 24 em 24 horas + Clindamicina 900 mg de 8 em 8 horas.

Se houver sinais de choque sético, consultar o protocolo de avaliação inicial do choque! (7),

Ver as instruções para iniciar a terapia de infusão intravenosa ou reidratação oral! (57)

- Introduzir o angiocateter n.º 16 G em duas veias periféricas para iniciar a infusão intravenosa
- Introduzir a solução Sol. NaCl 0,9%-1000 ml durante 15-20 minutos
- Injetar 2 litros de líquido no espaço de 1 hora.

Suponhamos que:

- Aborto sético
- Corionamnionite
- Pneumonia
- Febre tifoide

Ver o protocolo da temperatura elevada durante a gravidez e o parto! (48)

- Metrite
- Mastite
- Pneumonia

Ver o protocolo da febre alta no período pós-parto! (50)

AVALIAÇÃO RÁPIDA DE HEMORRAGIAS VAGINAIS

Avaliar!

Definir:

A mulher está grávida?

- A duração da gravidez?

- Há dores abdominais?

- Se o período de gestação for superior a 22 semanas, perguntar:

- Houve um nascimento recente, a data de nascimento

- A placenta separou-se completamente?

- A hemorragia é prolongada, escassa ou subitamente abundante?

Verificar:

- Períneo: quantidade de perda de sangue, lesão

- Vagina: rupturas profundas das paredes, restos de placenta

- Colo do útero: rutura, restos de placenta

- Útero: atonia, restos de placenta

- Pescoço: rigidez muscular

- Bexiga: cheia

Fazer o seguinte:

- parar a hemorragia

- determinar a causa da hemorragia em função da duração da gravidez e efetuar o tratamento adequado

Suponhamos que:

- aborto espontâneo

- gravidez ectópica

- desvio de bolhas

Ver o protocolo das hemorragias no início da gravidez! (p.28)

- Descolamento prematuro de uma placenta com localização normal

- Rutura do útero

- Placenta prévia

Ver o protocolo de hemorragias após 22 semanas de gravidez! (p.34)

- Atonia uterina

- Rutura do colo do útero e das paredes vaginais

- Restos placentários

- Eversão do útero

Ver o protocolo de hemorragia após o parto! (página 38).

2. Cuidados urgentes

CUIDADOS DE EMERGÊNCIA PARA DIFICULDADES RESPIRATÓRIAS

SINAIS / SINTOMAS	*DIAGNÓSTICO PROVÁVEL*
Falta de ar Palidez da conjuntiva, da língua, dos dedos e das unhas Hemoglobina igual ou inferior a 70 g/l, então Hematócrito 20% - mais ou menos	Pesado morto
Sinais/sintomas de morte grave	Insuficiência cardíaca por morte
+ De Tosse Sons de chiado Inchaço das extremidades inferiores Hepatomegalia Inchaço das veias cervicais	
Falta de ar Ou sopros diastólicos É uma sistólica forte com um batimento cardíaco rápido	***Insuficiência cardíaca devido a doença cardíaca***

MEDIDAS DE TRATAMENTO

Avaliar o estado geral do doente: pulso, tensão arterial, frequência respiratória;

Colocar um angiocateter 16 G numa veia periférica para iniciar a infusão IV

Injetar solução de NaCl 0,9% (aquecida a 35-400C) 1000 ml durante 8 horas.

Administrar oxigénio a uma taxa de 4-6 L/min;

Transportar a mulher imediatamente para a maternidade Avisar o pessoal da maternidade sobre o transporte da doente! Avaliar o estado geral da doente: pulso, tensão arterial, frequência respiratória; Colocar um angiocateter 16 G numa veia periférica para iniciar a infusão intravenosa Injetar solução de Sol.NaCl 0,9% (aquecida a 35-400C) 1000 ml ao longo de 8 horas Administrar oxigénio a uma velocidade de 4-6 L/min;

Transportar a mulher imediatamente para a maternidade Avisar o pessoal da maternidade sobre o transporte da paciente! Avaliar o estado geral da paciente: pulso, tensão arterial, frequência respiratória;
Colocar um angiocateter 16 G numa veia periférica para iniciar a infusão IV
Injetar solução Sol.NaCl 0,9% (aquecida a 35-400C) 1000 ml durante 8 horas
Administrar oxigénio a uma taxa de 4-6 L/min;
Transportar a mulher imediatamente para a maternidade
Avisar o pessoal da maternidade sobre o transporte da doente!

CUIDADOS DE EMERGÊNCIA PARA DORES DE CABEÇA, PERTURBAÇÕES VISUAIS, CONVULSÕES OU PERDA DE CONSCIÊNCIA

Repetir a avaliação inicial rápida! (página 10).

SINAIS / SINTOMAS	DIAGNÓSTICO PROVÁVEL
No Sudão Gravidez de mais de 20 semanas Pressão diastólica de 90 mmHg ou mais Proteinúria 1+ ou mais	Eclampsia
Um ataque de convulsões	Convulsões

Dificuldade em abrir e fechar a boca e em mastigar (trismo dos músculos mastigatórios)	
Convulsões História de convulsões Tensão arterial normal	Epilepsia

MEDIDAS DE TRATAMENTO

Se uma mulher tem convulsões:

Pedir ajuda a todo o pessoal

Virar a mulher para o lado esquerdo para evitar o risco de aspiração devido ao vómito.

Certificar-se de que as vias respiratórias estão desimpedidas

Administrar oxigénio 4-6 l/min

Cateterizar a bexiga

Proteger a mulher, mas não usar a força

Depois de um ataque:

Administrar uma dose de carga de Sulfato de Magnésio:

-MgSO4 25% -16,0 ml + Sol.NaCl 0,9% - 20 ml IV durante 5-10 minutos.

Avisar a mulher do que ela vai sentir

sensação de calor durante a administração de sulfato de magnésio;

- Em seguida, após injeção intramuscular da solução em cada nádega Sol.Novocaini 0,5% - 5,0 ml ou Sol. Lidocaini 2% - 1.0ml, IM introduzir MgSO4 25% - 20,0 ml.

Em seguida, medir novamente a tensão arterial, se a tensão arterial for superior a 150/100 mmHg.

Nifedipina 10 mg por via sublingual.

Se as convulsões recomeçarem, após 15 IV, administrar 8,0 ml de solução de $MgSO4$ durante 5 minutos.

Pedir ajuda a todo o pessoal

Virar a mulher para o lado esquerdo para evitar o risco de aspiração devido ao vómito.

Certificar-se de que as vias respiratórias estão desobstruídas

Administrar oxigénio 4-6 l/min

Controlar o espasmo através da administração lenta de 10 mg de Diazepam IV durante 2 minutos

Administrar Ampicilina 2 g IV de 6 em 6 horas

Pedir ajuda a todo o pessoal.

Virar a mulher para o lado esquerdo para evitar riscos

aspiração devido ao vómito

Certificar-se de que as vias respiratórias estão desobstruídas

Administrar oxigénio 4-6 l/min

Administrar 10 mg de Diazepam lentamente por via intravenosa durante 2 minutos

Se o ataque recomeçar dentro de 10 minutos, adicionalmente

introduzir 10 mg.

CUIDADOS DE URGÊNCIA ANTES DA DOR ABDOMINAL (ATÉ ÀS 22 SEMANAS)

SINAIS / SINTOMAS	DIAGNÓSTICO PROVÁVEL
Arrepios ligeiros e febre Dor abdominal inferior	Peritonite

Não se ouve o peristaltismo intestinal	
Dor abdominal Manchas e manchas Colo do útero fechado O útero é ligeiramente maior do que o normal O útero é mole em comparação com o normal	Gravidez ectópica

MEDIDAS TERAPÊUTICAS

Pedir ajuda ao pessoal

Determinar o estado geral do doente: pulso, tensão arterial, frequência respiratória, SpO2;

Administrar oxigénio 4-6 L/min;

Introduzir o angiocateter n.º 16 G numa veia periférica para iniciar a infusão intravenosa

Injetar solução de Sol. NaCl 0,9% -1000 ml ao longo de 6-8 horas

Iniciar imediatamente a terapêutica com antibióticos:

Cefazolina IV 1g de 8 em 8 horas + Metronidazol 500 mg de 6 em 8 horas

Ou

Gentamicina 5 mg/kg de 24 em 24 horas + Clindamicina 900 mg de 8 em 8 horas

Transporte imediato para intervenção cirúrgica

Avisar o pessoal da maternidade que está a transportar uma doente com hemorragia!

Pedir ajuda ao pessoal

Determinar o estado geral do doente: pulso, tensão arterial, frequência respiratória, SpO2;

Administrar oxigénio 4-6 L/min;

Introduzir um angiocateter de 16 G numa veia periférica para iniciar a infusão IV

Injetar uma solução quente de Sol.NaCl 0,9% - 1000 ml (aquecida a 35-40 0 C) durante 6-8 horas

Transporte imediato para intervenção cirúrgica

Avisar o pessoal da maternidade que está a transportar uma doente com hemorragia!

CUIDADOS DE EMERGÊNCIA PARA A DOR ABDOMINAL NO FINAL DA GRAVIDEZ E NO PERÍODO PÓS-PARTO

SINAIS/SIMPTOMAS	DIAGNÓSTICO PROVÁVEL
Dores constantes no útero Tónus uterino (hipertonia) Diminuição ou ausência de movimentos fetais Presença de sangue corrimento do trato genital Ausência de hemorragia do trato genital Choque.	**Descolamento prematuro de uma placenta com localização normal**
Dor abdominal intensa (após a rutura uterina, a dor pára subitamente) Hemorragia (intra-abdominal ou vaginal)	**Rutura uterina**

MEDIDAS DE TRATAMENTO

Pedir ajuda ao pessoal

Determinar o estado geral do doente: pulso, tensão arterial, frequência respiratória, SpO2;

Estado do útero: alteração da forma, tónus, dor local, inchaço local, padrão hemorrágico, avaliação do batimento cardíaco fetal;

Administrar oxigénio 4-6 L/min;

Introduzir o angiocateter n.º 16 G numa veia periférica para iniciar a infusão intravenosa

Introduzir ácido tranexâmico 500 mg - 5 ml N.º 2 (1000 mg) por via intravenosa

Injetar uma solução quente de Sol. NaCl 0,9% - 1000 ml (aquecida a 35-400C) durante 15-20 minutos

Todos os procedimentos devem ser efectuados em paralelo e ao mesmo tempo!

Transportar a mulher imediatamente para uma maternidade

Avisar o pessoal da maternidade que está a transportar uma doente!

Pedir ajuda ao pessoal

Determinar o estado geral do doente: pulso, tensão arterial, frequência respiratória, SpO2;

Estado do útero: alteração da forma, tónus, dor local, inchaço local, padrão hemorrágico, avaliação do batimento cardíaco fetal;

Administrar oxigénio 4-6 L/min;

Colocar um angiocateter n.º 16 G numa veia periférica para iniciar a infusão intravenosa

Injetar uma solução quente de Sol.NaCl 0,9% - 1000 ml (aquecida a 35-40ºC) durante 15-20 minutos

Administrar 2 litros de líquidos na primeira hora

Todos os procedimentos devem ser efectuados em paralelo e ao mesmo tempo!

Transportar a mulher imediatamente para uma maternidade

Avisar o pessoal da maternidade de que estão a transportar uma pessoa doente!

CUIDADOS DE EMERGÊNCIA PARA A DOR ABDOMINAL NO FINAL DA GRAVIDEZ E NO PERÍODO PÓS-PARTO

SINAIS/SIMPTOMAS	DIAGNÓSTICO PROVÁVEL
Dor abdominal Corrimento vaginal aquoso com um odor forte após as 22 semanas de gravidez Temperatura corporal elevada Arrepios	**Corioamnionite**

MEDIDAS DE TRATAMENTO

Pedir ajuda ao pessoal

Determinar o estado geral do doente: pulso, tensão arterial, frequência respiratória, SpO2;

Estado do útero: alteração da forma, tónus, dor local, inchaço local, padrão hemorrágico, avaliação do batimento cardíaco fetal

Administrar oxigénio 4-6 L/min;

Colocar um angiocateter n.º 16 G numa veia periférica para iniciar a infusão intravenosa

Injetar solução Sol.NaCl 0,9% - 1000 ml durante 2 horas

Iniciar a terapêutica com antibióticos:

Cefazolina IV 1 g de 8 em 8 horas + Metronidazol 500 mg de 6 em 8 horas

Todos os procedimentos devem ser efectuados em paralelo e ao mesmo tempo!

Transportar a mulher imediatamente para a maternidade

Avisar o pessoal da maternidade que um doente está a ser transportado!

CUIDADOS DE EMERGÊNCIA PARA A DOR ABDOMINAL NO FINAL DA GRAVIDEZ E NO PERÍODO PÓS-PARTO

SINAIS/SIMPTOMAS	DIAGNÓSTICO PROVÁVEL
Dor abdominal inferior Temperatura corporal elevada Arrepios Corrimento purulento com odor pungente Útero doloroso	Metrite

---

MEDIDAS DE TRATAMENTO

Pedir ajuda ao pessoal

Determinar o estado geral do paciente: pulso, tensão arterial, frequência respiração, SpO2;

Estado do útero: alteração da forma, tónus, dor local, inchaço local, padrão hemorrágico, avaliação do batimento cardíaco fetal

Administrar oxigénio 4-6 L/min;

Colocar um angiocateter n.º 16 G numa veia periférica para iniciar a infusão intravenosa

Injetar solução de Sol. NaCl 0,9% - 1000 ml durante 1 hora

Iniciar a terapêutica com antibióticos:

Cefazolina IV 1 g de 8 em 8 horas + Metronidazol 500 mg de 6 em 8 horas

Ou

Gentamicina 5 mg/kg de 24 em 24 horas + Clindamicina 900 mg de 8 em 8 horas

Todos os procedimentos devem ser efectuados em paralelo e ao mesmo tempo!

Transportar imediatamente a mulher para a maternidade.

Avisar o pessoal da maternidade que um doente está a ser transportado!

CUIDADOS DE EMERGÊNCIA PARA A DOR ABDOMINAL NO FINAL DA GRAVIDEZ E NO PERÍODO PÓS-PARTO.

SINAIS/SIMPTOMAS	DIAGNÓSTICO PROVÁVEL
Dor abdominal inferior Temperatura corporal elevada Arrepios	Peritonite

Não se ouve o peristaltismo intestinal Sinal positivo de Shchetkin-Blumberg	

MEDIDAS DE TRATAMENTO

Pedir ajuda ao pessoal

Determinar o estado geral do doente: pulso, tensão arterial, frequência respiratória, SpO2;

Colocar uma sonda nasogástrica

Colocar um angiocateter n.º 16 G numa veia periférica para iniciar a infusão intravenosa

Injetar solução de NaCl 0,9% - 1000 ml durante 30 minutos

Administrar 2 L de líquido durante 1 hora

Iniciar a terapêutica com antibióticos:

Cefazolina IV 1g de 8 em 8 horas + Metronidazol 500 mg de 6 em 8 horas

Ou

Gentamicina 5 mg/kg de 24 em 24 horas + Clindamicina 900 mg de 8 em 8 horas

Todos os procedimentos devem ser efectuados em paralelo e ao mesmo tempo!

Transportar a mulher imediatamente para uma maternidade

Avisar o pessoal da maternidade que um doente está a ser transportado!

CUIDADOS DE EMERGÊNCIA PARA HEMORRAGIAS ANTES DAS 22 SEMANAS DE GRAVIDEZ

SINAIS/SIMPTOMAS	DIAGNÓSTICO PROVÁVEL

O tamanho do útero corresponde à fase da gravidez Colo do útero fechado Dor abdominal inferior	**Ameaça espontânea aborto espontâneo sem hemorragia**
Hemorragia ligeira Colo do útero fechado O tamanho do útero corresponde à fase da gravidez Dor abdominal inferior	**Ameaça espontânea aborto espontâneo com sangue secreções**
Hemorragia intensa Colo do útero dilatado O tamanho do útero é inferior à idade gestacional O útero é mole em comparação com o normal	**Aborto completo**

MEDIDAS DE TRATAMENTO

Não é necessário qualquer tratamento medicamentoso;

O controlo é efectuado na clínica da família;

Repouso na cama

As mulheres estão proibidas de efetuar trabalhos físicos;

Não são necessários medicamentos tocolíticos e hormonais;

Se a hemorragia começar, encaminhar a mulher para um centro médico de alto nível.

Hospitalização

Repouso na cama;

As mulheres estão proibidas de efetuar trabalhos físicos;

Iniciar o tratamento com gestagénios;

Iniciar o tratamento com agentes hemostáticos;

Ultra-sons em dinâmica.

Determinar o estado geral do doente: pulso, tensão arterial, frequência respiratória, SpO2;

Oxitocina 10 unidades IM, administrar se necessário

Misoprostol 200 mcg por via sublingual

Vigiar a mulher constantemente para evitar hemorragias excessivas.

Transportar a mulher imediatamente para uma maternidade

No hospital:

Determinar o estado geral do doente: pulso, tensão arterial, frequência respiratória, SpO2;

Efetuar o exame do espéculo e o exame bimanual;

Oxitocina 10 unidades IM, administrar se necessário

Misoprostol 200 mcg por via sublingual;

Fazer uma ecografia;

Se não houver restos do óvulo fertilizado na cavidade uterina - observe.

CUIDADOS DE EMERGÊNCIA PARA HEMORRAGIAS ANTES DAS 22 SEMANAS DE GRAVIDEZ

SINAIS/SIMPTOMAS	DIAGNÓSTICO PROVÁVEL
Hemorragia intensa Colo do útero dilatado	Aborto incompleto

O tamanho do útero é inferior à idade gestacional Cãibras no abdómen	

MEDIDAS DE TRATAMENTO

Se a hemorragia for ligeira e estiver grávida de menos de 16 semanas:
Oxitocina 10 unidades por via intramuscular ou Misoprostol 400 mcg por via sublingual
Encaminhar a mulher para a maternidade
Se a hemorragia for abundante e a gravidez tiver menos de 16 semanas:
Oxitocina 10 unidades por via intramuscular ou Misoprostol 400 mcg por via sublingual
Instalar o angiocateter n.º 16 G para iniciar a infusão IV
Administrar NaCl 0,9%-1000 ml durante 30 minutos
Transportar a mulher imediatamente para uma maternidade.
Se a hemorragia for abundante e a gravidez tiver mais de 16 semanas:
Oxitocina 10 unidades por via intramuscular ou Misoprostol 400 mcg por via sublingual
Instalar o angiocateter n.º 16 G para iniciar a infusão IV
Administrar Sol. NaCl 0,9%-1000 ml durante 30 minutos
Transportar a mulher imediatamente para uma maternidade
No hospital:
Se a hemorragia for ligeira e estiver grávida de menos de 16 semanas:
Continuar com Misoprostol 400 mcg de 3 em 3 horas até ao aborto completo
Se a hemorragia for abundante e a gravidez tiver menos de 16 semanas:

Aspiração manual por vácuo, se não for possível, efetuar Abrasio cavi uteri

Se a hemorragia for abundante e a gravidez tiver mais de 16 semanas:

Injetar solução de ocitocina 40 + NaCl 0,9% -1000 ml IV a uma velocidade de 40 gotas por minuto;

Se necessário, continue a tomar Misoprostol 200 mcg por via sublingual de 4 em 4 horas até o aborto estar concluído.

Determinar a quantidade de sangue perdido e tomar medidas para o repor.

CUIDADOS DE EMERGÊNCIA PARA HEMORRAGIAS ANTES DAS 22 SEMANAS DE GRAVIDEZ

SINAIS/SIMPTOMAS	DIAGNÓSTICO PROVÁVEL
Hemorragia intensa Colo do útero dilatado O tamanho do útero é maior em comparação com a idade gestacional	Mola hidatiforme
Hemorragia ligeira	Gravidez ectópica
Colo do útero fechado O tamanho do útero é maior do que o normal O útero está mais mole do que o normal Dor abdominal inferior	Não há rutura do tubo: dores no abdómen e na pélvis, sinais precoces de gravidez. Em caso de rutura de um tubo: sinais de choque, fraqueza ou colapso, pulso 100 batimentos/minuto, pressão arterial sistólica 90 mmHg. ou inferior, palidez da pele e das mucosas,

	sintoma positivo Shchetkin-Blumberg

MEDIDAS DE TRATAMENTO

Se o diagnóstico for definitivamente estabelecido e se for observada uma hemorragia grave:

Instalar o angiocateter n.º 16 G para iniciar a infusão IV

Administrar Sol. NaCl 0,9%-1000 ml durante 30 minutos

Transportar a mulher imediatamente para uma maternidade

No hospital:

Injetar solução de ocitocina 20 UI + Sol. NaCl 0,9% -1000 ml IV a uma velocidade de 60 gotas por minuto

Efetuar a aspiração manual por vácuo

Pedir ajuda a todo o pessoal

Determinar o estado geral do doente: pulso, tensão arterial, frequência respiratória, SpO2;

Colocar um angiocateter de 16 G numa veia periférica para iniciar a infusão IV

Injetar solução Sol.NaCl 0,9% -1000 ml (aquecida a 35-40ºC) durante 30 minutos

Se o pulso exceder 100 batimentos por minuto e a pressão arterial sistólica for inferior a 100 mmHg, administrar solução de Sol.NaCl 0,9% -1000 ml por via intravenosa durante 15 minutos.

Registar o tempo e a quantidade de soluções administradas.

Todos os procedimentos devem ser efectuados em paralelo e ao mesmo tempo!

Transportar a mulher imediatamente para uma maternidade para ser operada

Laparotomia/laparoscopia

No hospital:

Colocar um angiocateter de 16 G numa veia periférica para iniciar a infusão IV

Injetar solução Sol.NaCl 0,9% -1000 ml (aquecida a 35-40ºC) durante 30 minutos

Todos os procedimentos devem ser efectuados em paralelo e ao mesmo tempo!

Realizar imediatamente uma laparotomia/laparoscopia

Determinar a quantidade de sangue perdido e tomar medidas para o repor.

CUIDADOS DE EMERGÊNCIA PARA HEMORRAGIAS APÓS AS 22 SEMANAS DE GRAVIDEZ

SINAIS/SIMPTOMAS	DIAGNÓSTICO PROVÁVEL
Tónus uterino (hipertonia) Dores constantes no útero Diminuição ou ausência de movimentos fetais Presença de corrimento sanguinolento do trato genital Sem hemorragia do trato genital Choque.	**Descolamento prematuro de uma placenta com localização normal**
A hemorragia começa às 16-20 semanas	**Placenta prévia**

A hemorragia ocorre à noite ou durante o sono A hemorragia começa frequentemente após a relação sexual Falta de tónus uterino O ritmo cardíaco fetal é normal Sinais de choque Posição transversal ou oblíqua do feto Posição elevada da parte apresentável do feto	

MEDIDAS DE TRATAMENTO

Pedir ajuda ao pessoal

Determinar o estado geral do doente: pulso, tensão arterial, frequência respiratória, SpO2;

Estado do útero: alteração da forma, tónus, dor local, inchaço local, padrão hemorrágico, avaliação do batimento cardíaco fetal;

Administrar oxigénio 4-6 L/min;

Colocar um angiocateter de 16 G numa veia periférica para iniciar a infusão IV

Administrar ácido tranexâmico 500 mg-5 ml N.º 2 (1000 mg) IV

Injetar uma solução quente de Sol. NaCl 0,9% -1000 ml (aquecida a 35-400C) durante 30 minutos

Todos os procedimentos devem ser efectuados em paralelo e ao mesmo tempo!

Transportar a mulher imediatamente para uma maternidade

Avisar o pessoal da maternidade que está a transportar uma doente!

Pedir ajuda ao pessoal

Determinar o estado geral do doente: pulso, tensão arterial, frequência respiratória, SpO2;

Estado do útero: alteração da forma, tónus, dor local, inchaço local, padrão hemorrágico, avaliação do batimento cardíaco fetal;

Administrar oxigénio 4-6 L/min;

Colocar um angiocateter n.º 16 G numa veia periférica para iniciar a infusão intravenosa

Administrar ácido tranexâmico 500 mg-5 ml N.º 2 (1000 mg) IV

Injetar uma solução quente de Sol. NaCl 0,9% -1000 ml (aquecida a 35-400C) durante 30 minutos

Todos os procedimentos devem ser efectuados em paralelo e ao mesmo tempo!

Transportar a mulher imediatamente para uma maternidade

Avisar o pessoal da maternidade que está a transportar uma doente!

CUIDADOS DE EMERGÊNCIA PARA HEMORRAGIAS NO PERÍODO PÓS-PARTO

SINAIS/SIMPTOMAS	DIAGNÓSTICO PROVÁVEL
Aumento da hemorragia nas primeiras 24 horas após o parto À palpação, o útero é mole e não se contrai	**Atonia uterina (tom)**

MEDIDAS DE TRATAMENTO

Pedir ajuda ao pessoal

Determinar o estado geral do doente: pulso, tensão arterial, frequência respiratória, SpO2;

Administrar oxigénio 4-6 L/min;

Efetuar uma massagem externa do útero;

Compressão da aorta abdominal (página 56);

Colocar um angiocateter n.º 16 G em duas veias periféricas para iniciar a infusão intravenosa

Injetar ácido tranexâmico 1000 mg-10 ml (2 ampolas) numa veia;

Injetar uma solução quente de Sol. NaCl 0,9% -1000 ml (aquecida a 35-400C) durante 15-20 minutos;

Injetar solução de ocitocina 40 unidades + Sol.NaCl 0,9%-1000 ml na segunda veia a uma velocidade de 60 gotas por minuto;

Misoprostol 800 mcg: (2 comprimidos de 400 mcg) - por via sublingual, 2 comprimidos (400 mcg) - por via rectal;

Cateterizar a bexiga;

Se a hemorragia continuar, substituir o bimanual

compressão do útero (pp. 57-58) por compressão da aorta abdominal;

Todos os procedimentos devem ser efectuados em paralelo e ao mesmo tempo!

Transportar a mulher imediatamente para uma maternidade

Avisar o pessoal da maternidade que está a transportar uma doente!

CUIDADOS DE EMERGÊNCIA PARA HEMORRAGIAS NO PERÍODO PÓS-PARTO

SINAIS/SIMPTOMAS	DIAGNÓSTICO PROVÁVEL
Não expulsão da placenta nos 30 minutos seguintes ao parto Defeito placentário Ausência de 2/3 das membranas placentárias	**Retenção ou defeito da placenta (tecido)**

MEDIDAS DE TRATAMENTO

Pedir ajuda ao pessoal

Determinar o estado geral do doente: pulso, tensão arterial, frequência respiratória, SpO2;

Administrar oxigénio 4-6 L/min;

Efetuar uma massagem externa do útero;

Cateterizar a bexiga;

Se houver placenta ou os seus fragmentos na vagina, remova-os com luvas esterilizadas.

Se a placenta não se separar:

Administrar 10 unidades de oxitocina IV.

Colocar uma das mãos na parede anterior do útero, acima da sínfise, durante as contracções uterinas, e aplicar contra-pressão no útero, utilizando a outra mão para puxar o cordão umbilical de forma controlada.

Se a placenta não se separar na primeira tentativa, espere até à próxima contração uterina e repita o procedimento;

Instalar o angiocateter n.º 16 G para iniciar a infusão IV;

Introduzir Ácido Tranexâmico 1000 mg-10 ml (2 ampolas);

Injetar solução de ocitocina 40 UI + Sol. NaCl 0,9% -1000 ml a uma velocidade de 60 gotas por minuto;

Transportar a mulher imediatamente para uma maternidade;

Avisar o pessoal da maternidade que está a transportar uma doente!

No hospital:

Pedir ajuda ao pessoal

Determinar o estado geral do doente: pulso, tensão arterial, frequência respiratória, SpO2;

Administrar oxigénio 4-6 L/min;

Realizar uma massagem externa do útero; Injetar 10 unidades de ocitocina IM.

Instalar o angiocateter n.º 16 G para iniciar a infusão IV;

Introduzir Ácido Tranexâmico 1000 mg-10 ml (2 ampolas);

Injetar solução de ocitocina 20 unidades + Sol.NaCl 0,9% -1000 ml a uma velocidade de 60 gotas por minuto; cateterizar a bexiga;

Se houver placenta ou os seus fragmentos na vagina, remova-os com luvas esterilizadas.

Se a placenta não se separar:

Para prevenir a infeção, administrar uma vez os antibióticos:

Ampicilina 2 g IV ou Cefazolina IV 2 g

Realizar a "separação manual e libertação da placenta" (página 59) sob anestesia intravenosa.

CUIDADOS DE EMERGÊNCIA PARA HEMORRAGIAS NO PERÍODO PÓS-PARTO

SINAIS/SIMPTOMAS	DIAGNÓSTICO PROVÁVEL
Aumento da hemorragia nas primeiras 24 horas após o parto Traumatismos do períneo, da vagina e do colo do útero	**Traumatismo do canal de parto (traumatismo)**

MEDIDAS DE TRATAMENTO

Pedir ajuda ao pessoal

Determinar o estado geral do doente: pulso, tensão arterial, frequência respiratória, SpO2;

Administrar oxigénio 4-6 L/min;

Efetuar uma massagem externa do útero - o útero é denso;

Examine a placenta separada - todas as partes estão intactas;

Teste no leito - normal (a coagulação do sangue é determinada em 5-7 minutos)

Verificar a integridade do canal de parto mole: se houver uma rutura do reto, do períneo, da vagina ou do colo do útero, inserir um tampão esterilizado para parar temporariamente a hemorragia;

Instalar o angiocateter n.º 16 G para iniciar a infusão IV;

Introduzir Ácido Tranexâmico 1000 mg-10 ml (2 ampolas);

Introduzir uma solução quente de Sol. NaCl 0,9% -1000 ml (aquecida a 35-400C) durante 15-20 minutos;

Todos os procedimentos devem ser efectuados em paralelo e ao mesmo tempo!

Transportar a mulher imediatamente para uma maternidade;

Avisar o pessoal da maternidade que

que estão a transportar uma pessoa doente!

No hospital:

Determinar o estado geral do doente: pulso, tensão arterial, frequência respiratória;

Administrar oxigénio 4-6 L/min;

Efetuar uma massagem externa do útero - o útero é denso;

Examine a placenta separada - todas as partes estão intactas;

Teste de cabeceira - normal (determina a coagulação do sangue)

no espaço de 5-7 minutos);

Verificar a integridade do canal de parto mole: reto,

períneo, vagina, colo do útero;

Instalar o angiocateter n.º 16 G para iniciar a infusão IV;

Introduzir Ácido Tranexâmico 1000 mg-10 ml (2 ampolas);

Injetar uma solução quente de Sol. NaCl 0,9% -1000 ml (aquecida a 35-400C) durante 15-20 minutos;

Para fins profilácticos, administrar uma vez os antibióticos:

Ampicilina 2g IV ou Cefazolina IV 2g;

Restaurar a integridade do canal de parto!

Determinar o nível de hemorragia, repor a quantidade

sangue perdido de acordo com a quantidade de hemorragia!

CUIDADOS DE EMERGÊNCIA PARA HEMORRAGIAS NO PERÍODO PÓS-PARTO

SINAIS/SIMPTOMAS	DIAGNÓSTICO PROVÁVEL
Aumento da hemorragia nas primeiras 24 horas após o parto Falta de coagulação do sangue Coágulos de sangue moles Hemorragia de pequenas feridas e locais de cateteres intravenosos	Síndrome DIC (trombina)

MEDIDAS DE TRATAMENTO

Pedir ajuda ao pessoal

Determinar o estado geral do doente: pulso, tensão arterial, frequência respiratória, SpO2;

Administrar oxigénio 4-6 L/min;

Efetuar uma massagem externa do útero - o útero é denso;

Examine a placenta separada - todas as partes estão intactas;

Verificar a integridade do canal de parto mole - intacto;

Teste à cabeceira - num tubo de ensaio aquecido à mão através de

Com o cateter instalado, colher 5 ml de sangue. Estimar a taxa de coagulação do sangue em 7 minutos:

Se não se observar coagulação do sangue no tubo de ensaio no espaço de 5-7 minutos e a hemorragia continuar:

Injetar uma solução quente de Sol. NaCl 0,9% -1000 ml (aquecida a 35-400C) durante 15-20 minutos;

Introduzir Ácido Tranexâmico 1000 mg-10 ml (2 ampolas);

Todos os procedimentos devem ser efectuados em paralelo e ao mesmo tempo!

Transportar a mulher imediatamente para uma maternidade;

Avisar o pessoal da maternidade que está a transportar um doente com síndrome DIC! (para a preparação de produtos sanguíneos adequados).

CUIDADOS DE EMERGÊNCIA PARA HEMORRAGIAS NO PERÍODO PÓS-PARTO

SINAIS/SIMPTOMAS	DIAGNÓSTICO PROVÁVEL
Na palpação do abdómen, o fundo do útero não é determinado Presença de uma formação vermelha de 20x15 cm com corrimento sanguinolento fora da vagina	Inversão do útero

---

MEDIDAS DE TRATAMENTO

Pedir ajuda ao pessoal

Determinar o estado geral do doente: pulso, tensão arterial, frequência respiratória, SpO2;

Administrar oxigénio 4-6 L/min;

Colocar um angiocateter 16 G em duas veias periféricas para iniciar a infusão IV;

Introduzir Ácido Tranexâmico 1000 mg-10 ml (2 ampolas);

Injetar uma solução quente de Sol. NaCl 0,9% -1000 ml (aquecida a 35-400C) durante 15-20 minutos;

Para fins profilácticos, administrar uma vez os antibióticos:

Ampicilina 2g IV ou Cefazolina IV 2g;

Todos os procedimentos devem ser efectuados em paralelo e ao mesmo tempo!

Transportar a mulher imediatamente para uma maternidade;

Avisar o pessoal da maternidade que está a transportar uma mulher em trabalho de parto com inversão uterina!

No hospital:

Pedir ajuda ao pessoal

Determinar o estado geral do doente: pulso, tensão arterial, frequência respiratória, SpO2;

Administrar oxigénio 4-6 L/min;

Colocar um angiocateter n.º 16 G em duas veias periféricas para iniciar a infusão IV;

Introduzir Ácido Tranexâmico 1000 mg-10 ml (2 ampolas);

Introduzir uma solução quente de Sol. NaCl 0,9% -1000 ml (aquecida a 35-400C) durante 15-20 minutos;

Sob anestesia intravenosa em condições estéreis, efetuar uma operação para reposicionar o útero invertido na cavidade pélvica!

Injetar solução de ocitocina 20 unidades + Sol. NaCl 0,9% -1000 ml a um ritmo de 60 gotas por minuto!

Todos os procedimentos devem ser efectuados em paralelo e ao mesmo tempo!

Para evitar complicações sépticas, iniciar uma terapia antibacteriana:

Cefazolina IV 1 g de 8 em 8 horas + Metronidazol 500 mg de 6 em 8 horas

Ou

Gentamicina 5 mg/kg de 24 em 24 horas + Clindamicina 900 mg de 8 em 8 horas.

CUIDADOS DE EMERGÊNCIA PARA HEMORRAGIAS NO PERÍODO PÓS-PARTO

SINAIS/SIMPTOMAS	DIAGNÓSTICO PROVÁVEL
Aumento da hemorragia que ocorre >24 horas ou nas 12 semanas após o parto; Temperatura corporal elevada Fraqueza geral Presença de corrimento vaginal com odor	Hemorragia pós-parto tardia

---

MEDIDAS DE TRATAMENTO

Pedir ajuda ao pessoal

Determinar o estado geral do doente: pulso, tensão arterial, frequência respiratória, SpO2;

Administrar oxigénio 4-6 L/min;

Colocar um angiocateter n.º 16 G em duas veias periféricas para iniciar a infusão IV;

Introduzir Ácido Tranexâmico 1000 mg-10 ml (2 ampolas);

Injetar solução de ocitocina 20 unidades + Sol. NaCl 0,9% -1000 ml a um ritmo de 60 gotas por minuto!

Para fins profilácticos, administrar uma vez os antibióticos:

Ampicilina 2 g IV ou Cefazolina IV 2 g;

Todos os procedimentos devem ser efectuados em paralelo e ao mesmo tempo!

Transportar a mulher imediatamente para uma maternidade;

Avisar o pessoal da maternidade que está a transportar uma doente com hemorragia!

No hospital:

Pedir ajuda ao pessoal

Determinar o estado geral do doente: pulso, pressão arterial, frequência respiratória, SpO2; administrar oxigénio 4-6 L/min;

Colocar um angiocateter n.º 16 G em duas veias periféricas para iniciar a infusão IV;

Introduzir Ácido Tranexâmico 1000 mg-10 ml (2 ampolas);

Injetar solução de ocitocina 20 unidades + Sol. NaCl 0,9% -1000 ml a um ritmo de 60 gotas por minuto!

Para fins profilácticos, administrar uma vez os antibióticos:

Ampicilina 2 g IV ou Cefazolina IV 2 g;

Se o colo do útero estiver dilatado, efetuar a aspiração manual por vácuo;

Se a hemoglobina for de 70 g/L, preparar produtos sanguíneos adequados para transfusão;

Se tiver uma temperatura corporal elevada e/ou corrimento vaginal com odor, dê:

Cefazolina IV 1 g de 8 em 8 horas + Metronidazol 500 mg de 6 em 8 horas

Ou

Gentamicina 5 mg/kg de 24 em 24 horas + Clindamicina 900 mg de 8 em 8 horas.50

CUIDADOS DE EMERGÊNCIA EM CASO DE FEBRE ALTA (TEMPERATURA IGUAL OU SUPERIOR A 38ºC) DURANTE A GRAVIDEZ E O PARTO

SINAIS/SIMPTOMAS	DIAGNÓSTICO PROVÁVEL
Temperatura corporal elevada Arrepios Presença de corrimento vaginal com odor durante as primeiras 22 semanas de gravidez Útero doloroso	**Aborto sético**
Dor abdominal Presença de corrimento vaginal aquoso com um odor pungente após as 22 semanas de gravidez Temperatura corporal elevada Arrepios	**Corioamnionite**

MEDIDAS DE TRATAMENTO

Pedir ajuda ao pessoal

Determinar o estado geral do doente: pulso, tensão arterial, frequência respiratória, SpO2;

Administrar oxigénio 4-6 L/min;

Colocar um angiocateter n.º 16 G numa veia periférica para iniciar a infusão IV;

Injetar solução de Sol. NaCl 0,9%-1000 ml durante 1 hora;

Iniciar a terapêutica com antibióticos:

Cefazolina IV 1 g de 8 em 8 horas + Metronidazol 500 mg de 6 em 8 horas ou Gentamicina 5 mg/kg de 24 em 24 horas + Clindamicina 900 mg de 8 em 8 horas.

Todos os procedimentos devem ser efectuados em paralelo e ao mesmo tempo!

Transportar imediatamente a mulher para o serviço de ginecologia da instituição obstétrica;

Avisar o pessoal da maternidade que está a transportar uma doente!

Pedir ajuda ao pessoal

Determinar o estado geral do doente: pulso, tensão arterial, frequência respiratória, SpO2;

Estado do útero: alteração da forma, tonicidade, dor local, inchaço local, padrão hemorrágico, avaliação dos batimentos cardíacos fetais; administrar oxigénio a 4-6 L/min;

Colocar um angiocateter n.º 16 G numa veia periférica para iniciar a infusão IV;

Injetar solução de Sol.NaCl 0,9%-1000 ml ao longo de 2 horas; iniciar terapêutica antibiótica:

Cefazolina IV 1 g de 8 em 8 horas + Metronidazol 500 mg de 6 em 8 horas ou Gentamicina 5 mg/kg de 24 em 24 horas +

Clindamicina 900 mg de 8 em 8 horas.

Todos os procedimentos devem ser efectuados em paralelo e ao mesmo tempo!

Transportar a mulher imediatamente para uma maternidade;

Avisar o pessoal da maternidade que está a transportar uma doente!

Aplicações

CUIDADOS DE EMERGÊNCIA PARA A PRÉ-ECLÂMPSIA E A ECLÂMPSIA GRAVES (num estabelecimento de cuidados de saúde primários)

Objetivo: prevenção do edema cerebral e da recorrência de convulsões

Ordem de execução:

1. Pedir ajuda ao pessoal
2. Determinar o estado geral do paciente: pulso, tensão arterial, frequência respiratória;
3. Colocar a mulher sobre o seu lado esquerdo
4. Instalar um angiocateter para iniciar a infusão IV
5. Administrar oxigénio a uma taxa de 4-6 L/min.
6. Não deixar uma mulher sem vigilância
7. Depois de o ataque ter parado, administrar uma dose de carga de Sulfato de Magnésio:
8. Injetar uma solução de MgSO4 25% - 16,0 ml + Sol.NaCl 0,9% - 20 ml - por via intravenosa durante 5-10 minutos. Avisar a mulher de que irá sentir uma sensação de calor durante a administração de MgSO4;
9. Em seguida, imediatamente após a injeção intramuscular de uma solução de Sol.Novocaini 0,5% - 5,0 ml ou Sol. Lidocaini 2% -1,0 ml em cada nádega, injetar MgSO4 25% -20,0 ml por via intramuscular;
10. Em seguida, medir novamente a tensão arterial. Se a tensão arterial for ≥ 150/100 mmHg, administrar Nifedipina 10 mg por via sublingual.
11. Se o ataque se repetir, após 15 minutos, administrar 8,0 ml de MgSO4 por via intravenosa durante 5 minutos;
12. Dose de manutenção: administrar uma solução intramuscular dc MgSO4 25% - 20 ml de 4 em 4 horas.

13. Se antes de administrar as seguintes doses de solução de sulfato de magnésio a uma mulher:

- Frequência respiratória inferior a 16 por minuto;
- reflexos do joelho - não observados;
- quantidade de urina inferior a 30 ml em 1 hora:

não administrar outra dose de magnésia e administrar Gluconato de Cálcio 10% - 10,0 ml IV durante 10 minutos.

14. Continuar a administração de solução de sulfato de magnésio após o parto ou durante 24 horas após o último ataque.

15. Transportar imediatamente a mulher para uma maternidade;

16. Avisar o pessoal da maternidade que está a transportar um doente!

CUIDADOS DE EMERGÊNCIA EM CASO DE PRÉ-ECLAMPSIA E ECLAMPSIA GRAVES (no hospital)

Objetivo: prevenção do edema cerebral e da recorrência de convulsões

Ordem de execução:

1. Pedir ajuda ao pessoal
2. Determinar o estado geral do paciente: consciência, pulso, tensão arterial, frequência respiratória;
3. Colocar a mulher sobre o seu lado esquerdo
4. Não tentar agarrar a mulher à força, protegê-la de ferimentos;
5. Não deixar uma mulher sem vigilância
6. Administrar oxigénio a uma taxa de 4-6 l/min, instalar um angiocateter para iniciar a infusão intravenosa
7. Administrar uma dose de carga de Sulfato de Magnésio depois de o ataque de eclâmpsia ter parado.
8. Administrar uma dose de carga de Sulfato de Magnésio:
Injetar uma solução de $MgSO_4$ 25%-16,0 ml + Sol.NaCl 0,9%-20 ml - por via intravenosa durante 20 minutos.
Avisar a mulher de que irá sentir uma sensação de calor durante a administração de $MgSO_4$;
9. De seguida, iniciar imediatamente uma dose de manutenção de Sulfato de Magnésio por via intravenosa: administrar uma solução de $MgSO_4$ 25%-100,0 ml + Sol.NaCl 0,9%-400 ml, 7 gotas por minuto durante 24 horas.
10. Após 20 minutos, medir novamente a tensão arterial. Se a tensão arterial for $\geq$ 150/100 mmHg, administrar Nifedipina 10 mg por via sublingual.
11. Transferir a grávida para a unidade de cuidados intensivos obstétricos.
12. Se o ataque se repetir, após 15 minutos, administrar 8,0 ml de $MgSO_4$ por via intravenosa durante 5 minutos.
13. Avaliar o canal de parto

14. Em caso de pré-eclâmpsia grave, tomar medidas para o parto da grávida nas 24 horas seguintes. 15. Após um ataque de eclâmpsia, tomar medidas para o parto da mulher grávida no prazo de 12 horas.

3. Aplicações

COMPETÊNCIAS PRÁTICAS

GESTÃO ACTIVA DA 3ª FASE DO TRABALHO

Objetivo: reduzir as perdas de sangue durante o parto e prevenir a hemorragia pós-parto.

A gestão ativa da 3ª fase do trabalho de parto consiste em 3 fases:

- Injeção intramuscular imediata de oxitocina;
- Tração controlada do cordão umbilical com contra-tração do útero;
- Massagem do útero.

Ordem de execução:

1. No primeiro minuto após o nascimento do bebé, injetar 10 unidades de ocitocina por via intramuscular (o efeito da ocitocina começa 2 a 3 minutos após a injeção)
2. Com uma mão, segurar a pinça aplicada na zona perineal no primeiro minuto do parto
3. Colocar a palma da outra mão na parede anterior do útero, acima da sínfise
4. Dentro de 2 a 3 minutos após a contração uterina, realizar a contração uterina e a tração controlada do cordão umbilical
5. Se a placenta não for separada dentro de 30-40 segundos com a contração uterina, pare a tração controlada do cordão
6. Aguardar a próxima contração uterina
7. Quando ocorrer uma nova contração, faça novamente a contra-tração do útero e a tração controlada do cordão umbilical (figuras 1 e 2).

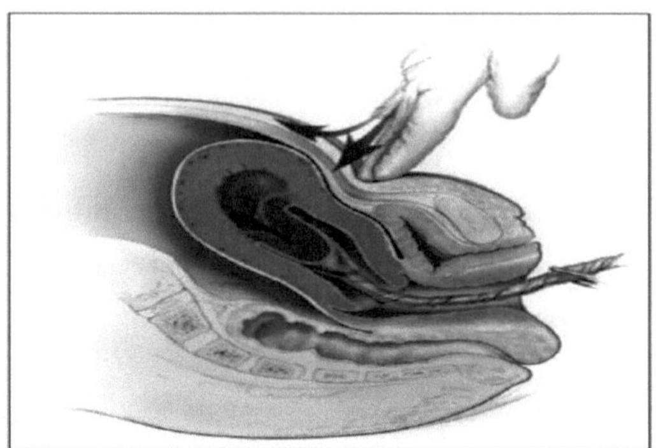

Figura 1. Entrega da placenta

8. Após o nascimento da placenta, segurá-la com as duas mãos, rodá-la em torno do seu eixo e esperar que as membranas nasçam

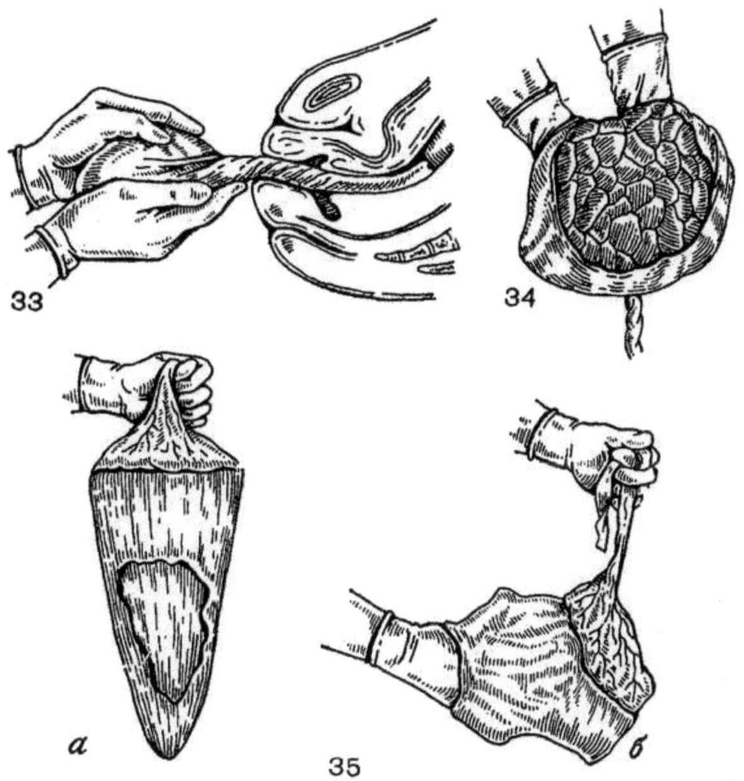

Figura 2. Entrega da placenta

Nunca realizar tração controlada do cordão umbilical sem contra-tração do útero!

9. Se as membranas se romperam, remova as porções de membranas que permanecem na parte superior da vagina e no colo do útero utilizando pinças esterilizadas

10. Se ocorrer inversão uterina, prestar assistência de emergência (página 46)

11. Verificar a integridade (todos os fragmentos) da placenta e da placenta. Se verificar que falta algum fragmento, presuma que a placenta está retida

12. Se o cordão umbilical estiver partido, efectue a separação manual e a libertação da placenta (página 59).

13. Após o nascimento da placenta, massajar o fundo do útero através da parede abdominal da mulher até o útero se contrair

14. Repetir a massagem uterina:

- de 15 em 15 minutos nas primeiras 2 horas
- nas 2 horas seguintes - de 30 em 30 minutos
- nas 4 horas seguintes - de 1 em 1 hora
- nas próximas 16 horas - de 4 em 4 horas.

Certifique-se de que, após cada massagem, a atividade contrátil do útero não diminui!

PRESSÃO SOBRE A AORTA ABDOMINAL

Objetivo: Paragem temporária ou redução da hemorragia antes do parto numa maternidade

Ordem de execução:

1. Informar a mulher (ou o seu acompanhante) sobre o procedimento, ouvir e responder a perguntas.
2. Sempre que possível, dar apoio psicológico à mulher.
3. Forme um punho com a mão e coloque-a logo acima do umbigo, à esquerda.
4. Aplicar pressão direta sobre a aorta abdominal através da parede abdominal anterior.

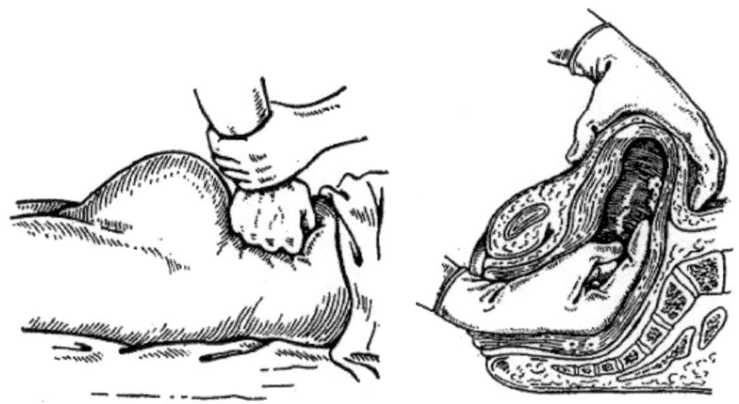

Figura 3. A aorta é pressionada

5. Para se certificar de que a aorta está pressionada, verificar a pulsação a. femoralis (artéria femoral) com a outra mão (Figura 3,4).

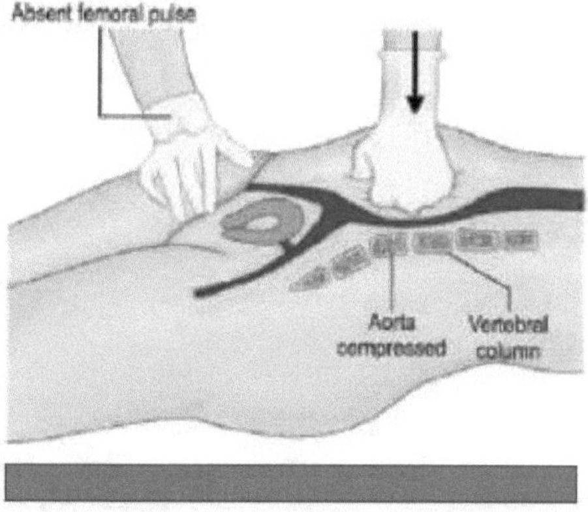

Figura 4. Monitorizar a hemorragia vaginal da mulher.

6. Continuar a aplicar pressão até a hemorragia parar.

7. Monitorizar a hemorragia vaginal e os sinais vitais da mulher (PS, TA) e assegurar que o útero está completamente contraído.

COMPRESSÃO BIMANUAL DO ÚTERO

Objetivo: Paragem temporária ou redução da hemorragia antes do parto numa maternidade.

Ordem de execução:

1. Informar a mulher (ou o seu acompanhante) sobre o procedimento, ouvir e responder a perguntas.

2. Sempre que possível, dar apoio psicológico à mulher.

3. Lavar bem as mãos com sabão e secar com uma toalha seca. Usar luvas cirúrgicas profundamente desinfectadas ou esterilizadas em ambas as mãos (as luvas devem ser de manga comprida, se possível).

4. Tratar a vagina e a zona perineal com uma solução anti-séptica.

5. Introduzir uma mão na vagina, dobrada na "mão do obstetra" e apertá-la até formar um punho no interior (Figura 5.).

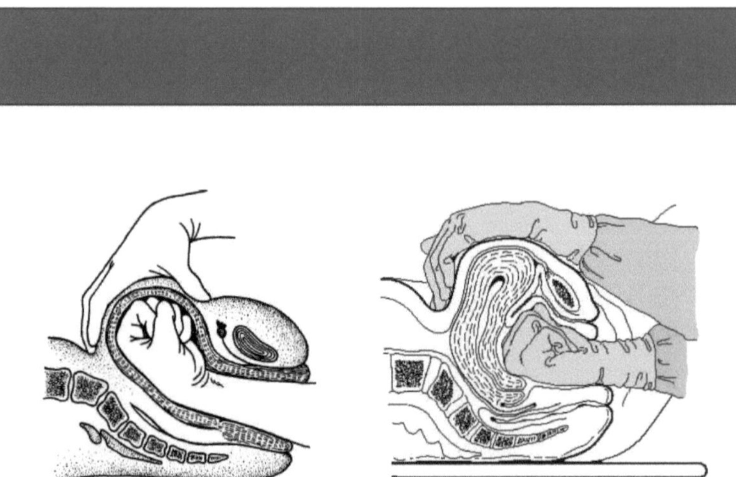

Figura 5. COMPRESSÃO BIMANUAL DO ÚTERO

6. Com a mão cerrada em punho, inserida no fórnix vaginal anterior, começar a pressionar a parede anterior do útero.

7. Ao mesmo tempo, com a palma da mão colocada na parede abdominal anterior, cobrir a parede posterior do útero.

8. Continuar a compressão da parede anterior do útero com um punho inserido no fórnix vaginal anterior e da parede posterior do útero com a palma da mão exterior.

9. Se a hemorragia tiver parado, descontaminar as luvas mergulhando ambas as mãos numa solução desinfetante de cloro a 0,5% e retirar as luvas.

10. Para se certificar de que o útero está a contrair-se, faça uma massagem externa:

- nas primeiras 2 horas - de 15 em 15 minutos,
- nas próximas 2 horas - a cada 30 minutos,
- durante as próximas 4 horas - a cada hora,
- nas 16 horas seguintes - de 4 em 4 horas.

SEPARAÇÃO MANUAL E EXTRACÇÃO DO ESTABELECIMENTO

Objetivo: remover partes da placenta da cavidade uterina, assegurar a contração uterina e prevenir a hemorragia pós-parto.

Ordem de execução:

1. Informar a mulher (ou o seu acompanhante) sobre o procedimento, ouvir e responder a perguntas.

2. Colocar um angiocateter para iniciar a infusão IV

3. Para efeitos de profilaxia, administrar um único antibiótico: Ampicilina 2 g IV ou Cefazolina 2 g IV

4. Sob anestesia geral intravenosa e em condições estéreis, agarrar o coto do cordão umbilical paralelamente ao chão

5. Introduzir a outra mão na cavidade uterina na direção do cordão umbilical

6. Baixar o cordão umbilical para baixo. Com a mão livre, segurar o fundo do útero através da parede abdominal anterior

7. Com o bordo da segunda palma, separar completamente a placenta das paredes do útero.

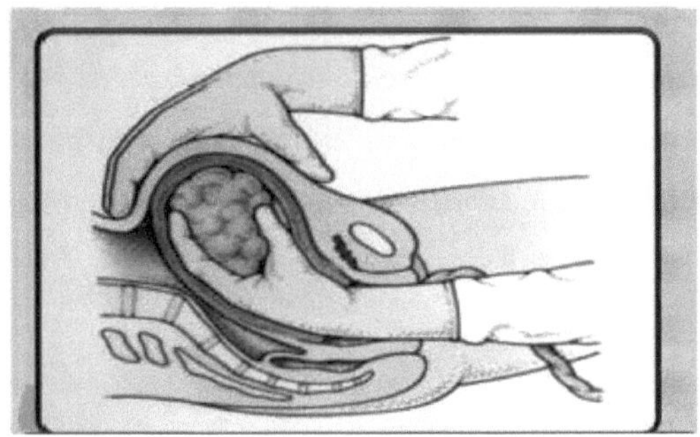

Figura 6. SEPARAÇÃO MANUAL E EXTRACÇÃO DO ESTABELECIMENTO

8. Sob o controlo da mão exterior que efectua a tração de controlo do útero, retire a placenta da cavidade uterina (Figura 6.).

9. Se os movimentos em dente de serra na cavidade uterina não conseguirem separar a placenta das paredes do útero, suspeitar de placenta acreta e iniciar a preparação para a laparotomia.

10. Verificar a superfície interna da cavidade uterina; certificar-se de que as partes da placenta foram completamente removidas.

11. Injetar por via intravenosa 20 unidades de oxitocina + Sol. NaCl 0,9%-1000 ml a uma velocidade de 60 gotas por minuto!

12. Pedir a um assistente que faça uma massagem externa do útero para aumentar as contracções.

13. Se a hemorragia maciça continuar, administrar prostaglandina (Misoprostol 400 mcg por via sublingual + 400 mcg por via rectal).60 Cuidados de emergência na prática obstétrica

14. Examinar cuidadosamente o canal de parto, restaurar a integridade do colo do útero, da vagina e do períneo em caso de lesões, camada por camada, e/ou certificar-se da sua integridade.

15. Massajar o útero para garantir a sua contração:

- durante as primeiras 2 horas - de 15 em 15 minutos,
- durante as 2 horas seguintes - de 30 em 30 minutos,
- nas próximas 4 horas - a cada hora,
- durante as 16 horas seguintes, a cada - 4 horas.

RECOMENDAÇÕES PARA A TERAPIA DE INFUSÃO IV OU REIDRATAÇÃO ORAL

- Para iniciar a infusão intravenosa, instalar angiocateteres n.º 16-18 G em duas veias periféricas
- Dentro de 15-20 minutos, injetar uma solução quente de Sol. NaCl 0,9%-1000 ml (aquecida a 35-400C)
- Administrar pelo menos 2 litros de líquidos na primeira hora.

Se a terapia de infusão intravenosa não for possível, iniciar a reidratação oral.

- Se a mulher estiver consciente, sem convulsões e capaz de ingerir líquidos, administrar 300-500 ml de líquidos por via oral durante 1 hora.

Se o choque se desenvolver devido a hemorragia, administrar uma transfusão de sangue de 3 vezes o volume de sangue perdido

Se a mulher estiver completamente inconsciente, não deve ser efectuada a reidratação oral.

Tamponamento do útero com balão.

Indicações para o tamponamento uterino com balão (BT): hemorragia pós-parto (HPP) na ordem dos 500 a 1000 ml, que se mantém após exame manual da cavidade uterina e exclusão de fontes traumáticas de hemorragia durante a terapia uterotónica intensiva.

(Os obstetras britânicos recomendam o tamponamento com balão uterino como o primeiro passo no tratamento da HPP quando os uterotónicos falham).

Princípio de funcionamento do tamponamento uterino com balão: a parede de um balão estendido no útero exerce uma pressão direta sobre os vasos sangrantes do local da placenta.

Comparative assessment of the effectiveness of organ-preserving methods of treating PPH (St. George's University of London, Prof. Arulkumaran, 2007):

- embolização das artérias uterinas - 90,7%,
- tamponamento com balão - 84,0%,
- sutura de compressão uterina - 91,7%,
- ligadura das artérias ilíacas internas - 84,6%.

Não é necessária anestesia para o tamponamento uterino com balão.

Tipos de balões para tamponamento uterino na HPP:

1. Cateter de balão Bakri pós-parto (representa um circuito fechado) - mais frequentemente utilizado na prática obstétrica estrangeira.
2. Cateter de balão intrauterino Zhukovsky - baseado no princípio do "circuito aberto" e na lei dos vasos comunicantes (tamponamento controlado do balão). A capacidade de mover fluido entre o balão e o reservatório permite que o balão elástico colocado no útero responda de forma independente a alterações no tónus do útero. Quando o útero relaxa, o balão recebe uma quantidade adicional de solução do reservatório, aumenta de tamanho e mantém o contacto desejado com a parede uterina. Se o útero se contrair, o excesso de solução é facilmente espremido do balão para o reservatório.

3. Na ausência de um balão uterino certificado na instituição, a utilização de um preservativo é aceitável e eficaz (na literatura há descrições de casos de utilização de um balão de preservativo durante um período de 6 a 24-48 horas). É necessário esvaziar este cilindro lentamente durante 10 a 15 minutos.

Tamponamento com um cateter de Bakri com balão pós-parto.

Nomeação de um cateter balão pós-parto Bakri: paragem temporária da hemorragia pós-parto nos casos em que se justifica uma hemostase conservadora.

Aplicação: O cateter-balão Bakri pode ser inserido por um ginecologista-obstetra com experiência no manuseamento de cateteres-balão (Figuras 7 e 8).

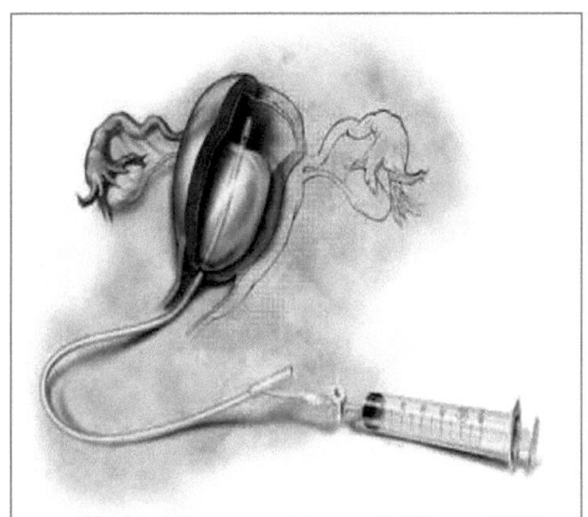

Figuras 7 e 8. Cateter balão pós-parto de Bakri.

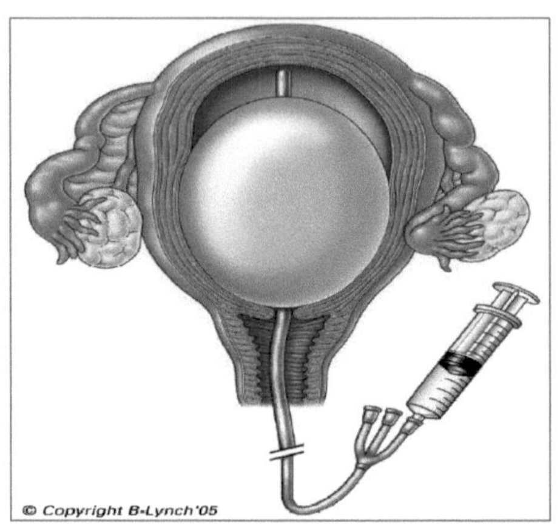
© Copyright B-Lynch'05

Contra-indicações:

- Hemorragia arterial que requer tratamento cirúrgico ou embolização angiográfica das artérias uterinas;
- A necessidade de uma histerectomia;
- A gravidez;
- Infecções purulentas da vagina, do colo do útero ou do útero;
- Anomalias uterinas que não podem ser tratadas;
- Cancro do colo do útero ou do útero;
- Síndrome DIC.

Avisos:

- O tempo de permanência do balão de Bakri na cavidade uterina não deve exceder 24 horas;
- Insuflar sempre o balão Bakri apenas com líquido esterilizado. Não utilizar qualquer gás (incluindo ar) para insuflar o cilindro Bakri;
- A capacidade máxima da garrafa Bakri é de 500 ml
- Os dados clínicos confirmam a segurança e a eficácia do balão Bakri na DP atónica
- Ao utilizar um balão de Bakri, é necessária uma monitorização cuidadosa do estado do doente, com ênfase nos sinais de hemorragia contínua e síndrome DIC. No caso de DP em curso e síndroma DIC, é sempre necessário estar preparado para uma cirurgia de emergência;
- Não existem dados sobre a eficácia do balão de Bakri na síndrome DIC.

A. Instalação transvaginal do cateter balão Bakri pós-parto.

1. Revisão manual da cavidade uterina ou controlo por ultra-sons (para excluir restos de tecido placentário na cavidade uterina, rupturas uterinas).
2. Sob controlo de ultra-sons, inserir uma parte do cateter com um balão na cavidade uterina, certificando-se de que o balão fica na própria cavidade e

que a restante parte do cateter passa através do canal cervical. Não aplicar força excessiva ao inserir o balão na cavidade uterina.

3. Controlo da instalação: puxe o cateter com uma ligeira força para se certificar de que a parte do balão do cateter está na cavidade uterina e a parte inferior do balão está localizada acima da garganta interna do colo do útero.

4. Inserir um cateter urinário de Foley para controlo da diurese, caso não tenha sido inserido anteriormente.

5. Para manter a colocação correta do balão na cavidade uterina, podem ser introduzidas na vagina, durante algum tempo, compressas de gaze embebidas em soluções desinfectantes contendo iodo ou em soluções antibióticas (Figura 9).

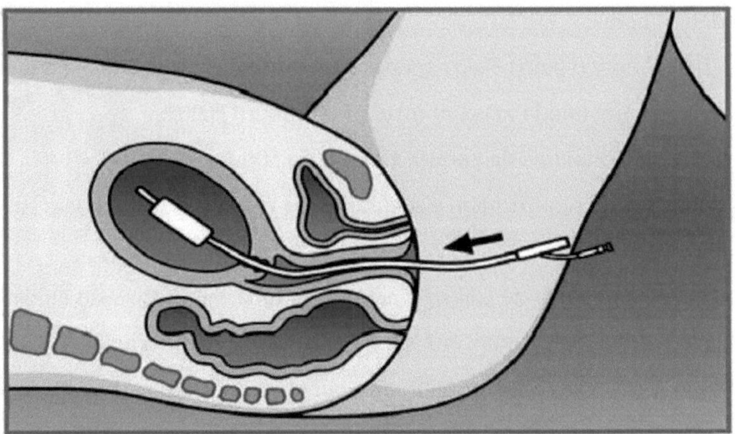

Figura 9. Instalação transabdominal do cateter-balão pós-parto Bakri.

1. Revisão manual da cavidade uterina ou controlo por ultra-sons (para excluir restos de tecido placentário na cavidade uterina, rupturas uterinas).

2. Instalar o balão de cima para baixo: primeiro, colocar a parte do cateter com o balão na zona do pavimento uterino e, em seguida, passar a

extremidade do cateter através do canal cervical para a vagina. Esta técnica evita que a microflora vaginal entre na cavidade abdominal.

3. Pedir ao assistente para apertar a parte vaginal do cateter de modo a que a parte inferior do balão fique diretamente acima da garganta interna do colo do útero.

4. Completar a cesariana de acordo com o protocolo habitual, enquanto o balão deve ser desinsuflado. O balão deve ser insuflado após a sutura da incisão no útero.

5. Inserir um cateter urinário de Foley para controlo da diurese, caso não tenha sido inserido anteriormente.

6. Para manter a colocação correta do balão na cavidade uterina, podem ser introduzidas na vagina, durante algum tempo, compressas de gaze embebidas em soluções desinfectantes contendo iodo ou em soluções antibióticas (Figura 10).

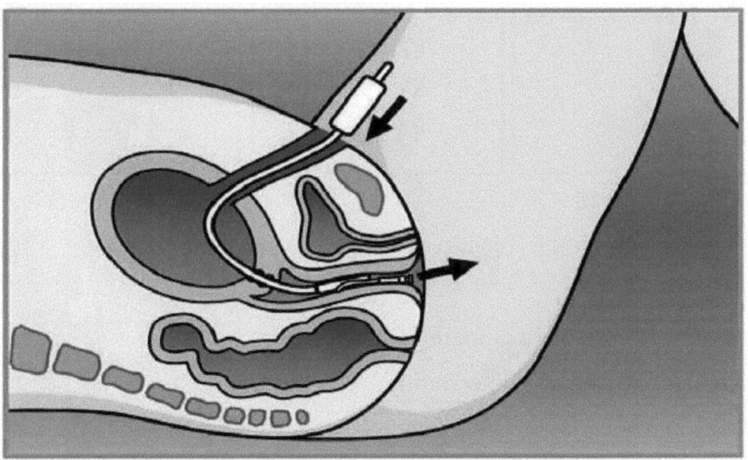

Figura 10. Insuflação (enchimento) do balão.

1. Encher sempre a garrafa com líquido esterilizado. Nunca a encha com ar, dióxido de carbono ou outros gases.

2. Não encher demasiado a garrafa. O volume máximo da garrafa é de 500 ml.

3. Com uma seringa de 60 ml, começar a encher o balão através da cânula do cateter até ao volume necessário (máximo de 500 ml).

4. Puxe ligeiramente a ponta do cateter para se certificar de que o balão está em contacto com as paredes do útero.

5. Para evitar tensões, fixar o balão à perna do doente com fita adesiva.

6. Em caso de instalação incorrecta do cilindro ou da sua perda, recomenda-se que retire o líquido do cilindro, remova-o, volte a injetar e insufle (Figura 11)

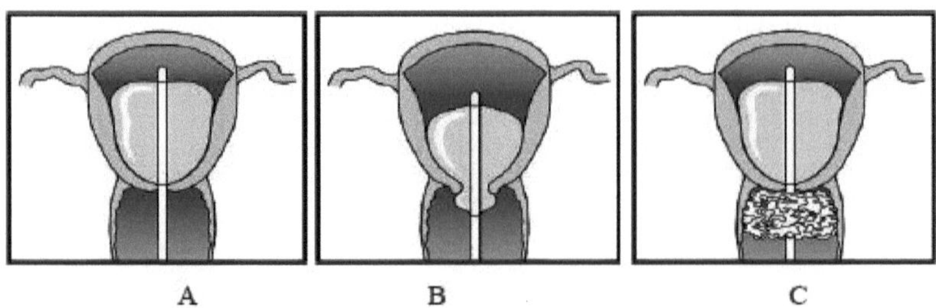

Figura 11. Técnica de tamponamento com balão.

A - instalação correta do cilindro;

B - instalação incorrecta do cilindro;

C - segurar o balão na cavidade uterina com uma compressa de gaze.

d. Monitorização constante do doente.

1. Monitorização da tensão arterial, pulso, temperatura corporal, quantidade de urina excretada, sinais de hemorragia contínua (manchas no trato genital, palidez da pele, etc.).

2. Se os sinais de hemorragia persistirem ou aumentarem, devem ser adoptados métodos de tratamento mais radicais.
3. É importante lembrar que o cateter balão de Bakri não é uma alternativa à hemostase cirúrgica e a outras manipulações para parar o PRK.
D. Retirar o balão.
1. O balão pode ser retirado por um obstetra, de preferência por aquele que o instalou.
2. O tempo máximo de permanência do balão na cavidade uterina é de 24 horas.
3. Em caso de violações do sistema de hemostase, bem como se for necessária uma intervenção cirúrgica, está indicada a remoção precoce do balão.
4. Antes de retirar o balão, é necessário aspirar o líquido com uma seringa e, em seguida, retirar o cateter da cavidade uterina e eliminá-lo.
5. Continuar a monitorizar o estado do doente: de 15 em 15 minutos - 2 vezes, depois de 30 minutos - 1 vez (no prazo de 1 hora após a remoção do balão).
6. Após a remoção do balão, é necessário assegurar que o acesso intravenoso é mantido durante 1 hora.

Desvantagens do tamponamento intrauterino com balão de Bakri:
- ausência de recomendações claras sobre o método de enchimento do balão;
- critérios subjectivos para deixar de encher a garrafa com líquido;
- o tubo de entrada do balão está bloqueado durante todo o procedimento;
- incapacidade de selecionar a quantidade desejada de pressão do balão na parede uterina;
- o volume de líquido que enche o balão permanece inalterado durante a manipulação, impedindo a necessária redução do tamanho da cavidade uterina durante a saída da atonia;

- O balão de Bakri deixa um espaço morto perigoso na cavidade uterina.

Tamponamento controlado por balão (UBT) de acordo com Zhukovsky.
O tamponamento uterino com balão, segundo Zhukovsky, consiste em
- cateter balão - 1 unid..;
- Reservatório de 150 ml com tubo e terminal - 1 unidade.
Cada peça encontra-se numa embalagem esterilizada separada.

A sequência de acções (etapas):
1. Colocar o reservatório no suporte;
2. Encher o reservatório e o tubo com uma solução quente esterilizada;
3. Fechar o terminal do tubo;
4. Introduzir o cateter-balão na cavidade uterina;
5. Ligar o cateter balão ao tubo do reservatório
6. Abrir o terminal;
7. Reabastecer a solução decrescente no depósito;
8. Manter o cateter-balão cheio na cavidade uterina com o terminal aberto e o nível da solução no reservatório estável (fase de tamponamento uterino direto);
9. Reduzir gradualmente a altura da colocação do reservatório (proporcionalmente ao aumento espontâneo do nível de solução no reservatório, que ocorre em ligação com a restauração da função contrátil do útero);
10. Retirar o cateter-balão.

Fases 1, 2, 3. Comece a BT colocando o reservatório no suporte de infusão intravenosa a uma altura de 45-50 cm acima do nível da maternidade. Segurando a extremidade livre do tubo acima do tanque, encher o sistema com uma solução quente completamente estéril do frasco. Baixando a extremidade livre do tubo abaixo do reservatório para remover as bolhas de ar, cubra a abertura do tubo cheio com um terminal (Figura 12)

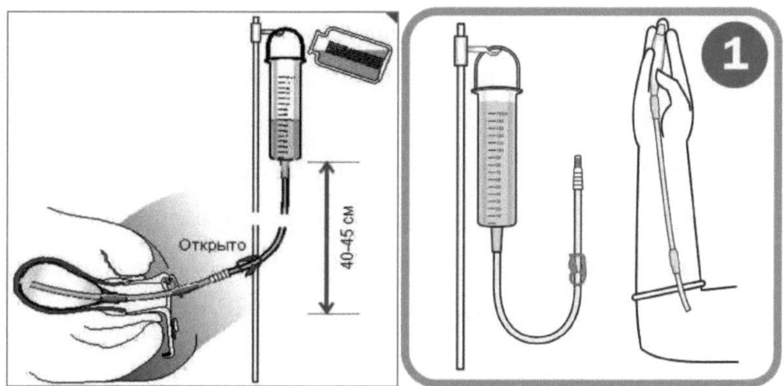

Figura 12. A inserção de um cateter balão na cavidade uterina é um passo fundamental para determinar a eficácia da BT.

De acordo com os dados existentes, os casos raros de eficácia insuficiente da técnica estão principalmente associados à colocação inadequada do cateter na cavidade uterina (alterações anatómicas desta última ou defeitos na técnica de administração). Por conseguinte, deve ser dada especial atenção a esta fase específica da BT.

A principal condição que deve ser cumprida quando se insere um cateter é que a extremidade do balão deve atingir claramente o fundo do útero!

Atualmente, são utilizadas com igual sucesso duas técnicas de inserção de um cateter-balão na cavidade uterina: a clássica e a manual.

Técnica clássica de inserção do cateter.

Após a introdução dos espelhos vaginais, as pinças de extremidade são aplicadas no colo do útero na zona das 11 e 13 "horas" da faringe uterina, que são seguradas com a mão esquerda. Um cateter balão é introduzido no útero com a mão direita, segurando-o pelo tubo axial como uma "caneta de escrever". O cateter é empurrado para dentro da cavidade uterina até que a sua extremidade distal esteja em contacto claro com o fundo do útero. Certifique-se de que toda a parte do balão do cateter está completamente localizada dentro da cavidade uterina e que o colo do balão está localizado acima da faringe uterina. É aconselhável verificar a posição do cateter com recurso a ultra-sons. Enquanto se mantém o contacto da extremidade distal do cateter com o fundo do útero, a extremidade proximal aberta do cateter é ligada ao tubo do reservatório (passo 5).

Técnica de inserção manual do cateter.

Esta técnica é efectuada sem a ajuda de espelhos vaginais e de fórceps. Se a hemorragia persistir após um exame manual da cavidade uterina, o obstetra, que permanece com luvas esterilizadas, recebe um cateter balão esterilizado retirado da embalagem por um assistente. O obstetra posiciona o cateter longitudinalmente na superfície interna do antebraço da mão direita, de modo a que o próprio balão fique na palma da mão, fechado na mão do obstetra (dentro de uma "pinça" dobrada em forma de cone - a mão da mão direita do médico, e a extremidade do balão do cateter fica nivelada com o dedo médio). Neste caso, o tubo axial fica livremente ao longo da superfície interna do antebraço (Figura 13.).

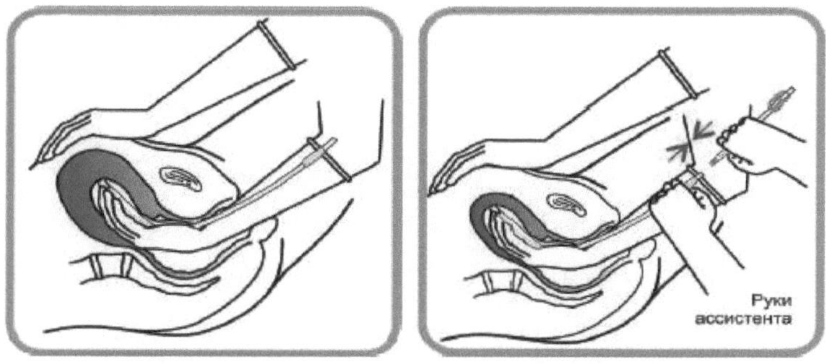

Figura 13. **Técnica de inserção manual do cateter.**

O obstetra abre os lábios com a mão esquerda e introduz na vagina a mão direita, dobrada em forma de cone, com um recipiente dentro. O braço esquerdo desloca-se para o fundo do útero, o braço interior, juntamente com o cateter-balão, penetra na cavidade uterina e leva a extremidade do cateter para o fundo do útero. Enquanto o obstetra mantém o contacto claro do cateter com o fundo do útero, o assistente executa a 5ª etapa - liga a extremidade aberta do cateter-balão ao tubo do reservatório cheio.

Depois de cumpridas as etapas 1 a 5, com qualquer técnica de introdução de um cateter na cavidade uterina, inicia-se a 6ª etapa comum a estas técnicas - a abertura do terminal da sonda. Isto ativa o fenómeno dos "vasos comunicantes" entre o balão e o reservatório.

Após a abertura do terminal, o nível da solução no reservatório começa a diminuir rapidamente, devido ao seu movimento para o lúmen do cilindro de endireitamento. O assistente enche sincronizadamente o depósito com a solução quente. A reposição da solução no depósito (etapa 7) continua até que o nível da solução se estabilize no meio do depósito.

Em média, são consumidos 350-400 ml de solução para encher o sistema balão-tanque comunicante. É necessário manter um registo do consumo da solução.

Em casos raros, na presença de atonia uterina grave, não é possível obter a estabilização do nível da solução no reservatório ao encher o sistema. Mesmo que sejam vertidos mais de 1000 ml no reservatório, toda a solução vai para o balão. A experiência bem sucedida da utilização da BT nesta situação mostra que se deve interromper o enchimento do sistema com uma solução (mais de 1000 ml) e, na ausência de hemorragia, baixar o tanque de uma altura de meio metro para um nível em que uma pequena quantidade de solução volte do cilindro para o tanque.

Com a técnica de injeção manual, à medida que o balão é enchido com solução, o obstetra retira o braço interior ao longo do tubo axial da cavidade uterina para a vagina, assegurando assim a livre expansão do balão dentro da cavidade uterina.

Simultaneamente, deve ser aplicada uma ligeira pressão axial à cânula axial na direção do fundo do útero para assegurar a colocação correta (fundal) do balão de endireitamento. Se possível, deve ser utilizada a ecografia para monitorizar a posição e o endireitamento do balão na cavidade uterina.

Em seguida, começa a fase 8 - tamponamento direto do útero: o balão esticado é mantido na cavidade uterina com o terminal aberto e o nível constante da solução no tanque localizado a uma altura de meio metro.

Isto assegura uma pressão moderada da parede do balão em toda a superfície interna do útero. Se esta condição persistir, normalmente dentro de 1 hora há sinais de restauração da função contrátil do útero. Isto é diagnosticado por um aumento do nível de solução no reservatório, porque devido a uma diminuição do tamanho da cavidade uterina, o líquido do balão começa a ser deslocado para o reservatório. Esta taxa de recuperação da atividade contrátil do útero - dentro de 1 hora - é uma caraterística distintiva da técnica UBT. Por conseguinte, é necessário monitorizar o nível de solução no reservatório.

Para manter a pressão inicial do balão sobre as paredes da cavidade uterina quando o nível da solução no reservatório sobe, este último deve ser baixado proporcionalmente. Assim, se o nível do líquido tiver subido 2 divisões no reservatório, este deve ser baixado até uma altura tal que o nível do líquido suba mais 2 divisões (passo 9). Estas acções devem ser continuadas até que o reservatório de atinja um nível 10-15 cm acima do nível do cateter balão intrauterino (Figura 14).

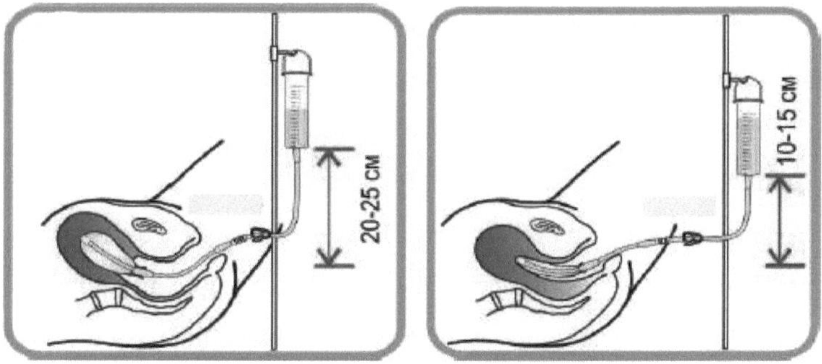

Figura 14. A técnica UBT para hemorragia.

A ausência de hemorragia durante 30-40 minutos, quando o reservatório está quase ao mesmo nível do cateter intrauterino (o balão encontra-se num estado dormente ou deslocado do útero para a vagina), permite-nos considerar o procedimento de BT concluído e o cateter-balão pode ser removido (fase 10).

Assim, a técnica UBT permite-nos identificar sinais precoces de restauração da atividade contrátil do útero, não interferir com o processo de cicatrização, mas segui-lo reduzindo o volume da solução no balão até que a hemorragia cesse finalmente. Se forem identificadas indicações para laparotomia, o balão deve ser deixado no útero para limitar a perda de sangue antes da cirurgia.

A técnica UBT para a hemorragia durante a cirurgia de cesariana é semelhante à técnica para a hemorragia após o parto através do canal de parto natural. Os pontos distintivos são: a introdução do balão na cavidade uterina através de uma incisão no útero, o enchimento do balão com líquido após a sutura da incisão no útero.

Justificação para o TCC durante a cirurgia de cesariana: ao efetuar uma cesariana após a remoção da placenta, o útero é imediatamente suturado. Após a sutura do útero, pode ocorrer hemorragia pós-parto em 9-13% dos casos. Durante uma cesariana, o cirurgião não tem a oportunidade de diagnosticar esta complicação atempadamente (após a sutura do útero, antes do final da operação). Na fase em que o útero já foi esvaziado, mas ainda não foi suturado, existe a possibilidade de acesso livre à cavidade do órgão através de uma incisão na sua parede. Isto é especialmente importante no tratamento de pacientes com alto risco de hemorragia: placenta prévia, hemorragia pré-natal, anemia, pré-eclâmpsia, trabalho de parto prolongado, gémeos, obesidade, corioamnionite, diabetes mellitus, uso prolongado de uterotónicos, etc. O TCC preventivo durante a cesariana é uma oportunidade real para combater a hemorragia. A técnica da cesariana, que inclui o TCC preventivo, contém um grande recurso terapêutico e económico. A utilização do TBC durante a cesariana, de acordo com vários autores, demonstrou a sua elevada conveniência no grupo de risco de hemorragia em 95% dos casos (Di Renzo G.C., 2015).

O esquema da utilização do UBT durante a cesariana (Figura 15)**:**

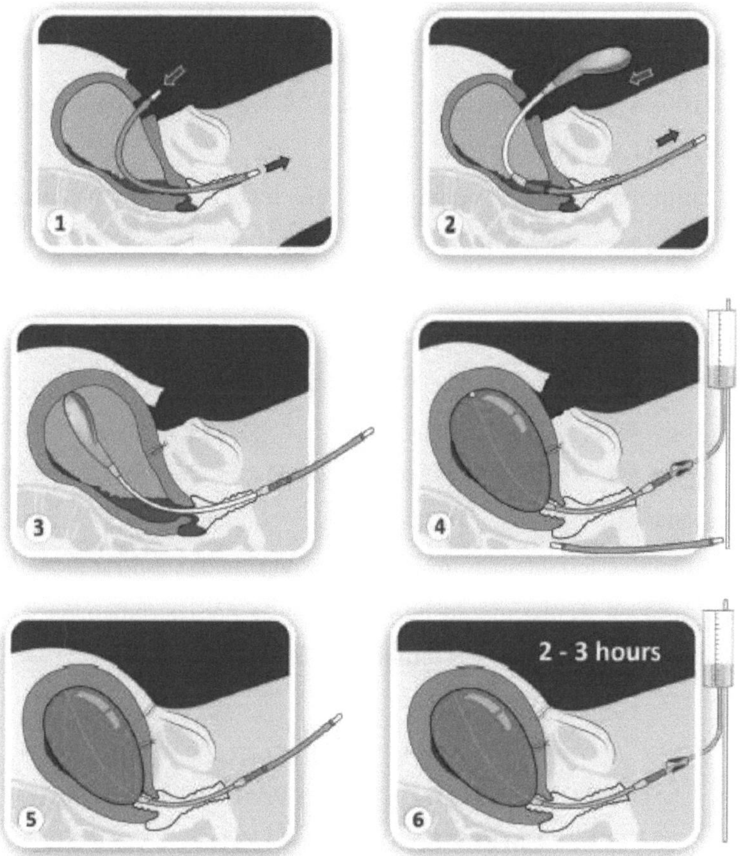

Figura 15. **UBT durante a cesariana**

PRECAUÇÕES DE SEGURANÇA

Lembre-se: aplique sempre as precauções a todos os doentes.

Tratar cada paciente como potencialmente infetado e infetado.

Lavar as mãos: este é um passo importante na prevenção da propagação da infeção (ver regras gerais para a lavagem das mãos).

Calçar luvas (em ambas as mãos): antes de trabalhar com qualquer humidade - ferida na pele, sangue, superfície mucosa, fluidos corporais ou instrumentos e secreções infectados, bem como antes de iniciar procedimentos invasivos.

Utilizar equipamento de proteção física: óculos de segurança, máscaras faciais e aventais médicos.

Utilizar anti-sépticos: antes da cirurgia, tratar as membranas mucosas e a pele do doente, bem como as mãos do pessoal médico.

Utilizar métodos de trabalho seguros: por exemplo, manusear com segurança objectos cortantes, evitar dobrar a agulha ou voltar a colocar a tampa na agulha, utilizar agulhas sem corte, se possível.

Eliminar de forma segura os resíduos infecciosos: para trabalhar com eles e proteger contra ferimentos ou propagação de infecções entre a população local.

Manusear ferramentas, luvas e outro equipamento: utilizar métodos de esterilização ou de desinfeção profunda após a pré-descontaminação e a lavagem cuidadosa de todas as ferramentas utilizadas.

UM CONJUNTO DE CAIXAS PARA CUIDADOS DE EMERGÊNCIA PRIMÁRIOS HEMORRAGIA OBSTÉTRICA (PPH-BOX) (FIGO 2017 modificado)

Uma caixa para sangrar

1	500 ml de solução cristaloide	4
2	O sistema para administração intravenosa	2
3	Cateter urinário e trato urinário	1
4	Seringas de 10 ml	4
5	Seringas de 5 ml	4

6	Seringas de 2 ml	4
7	Luvas	4
8	Gesso adesivo para fixação	1
9	Roupa de cama esterilizada	1
10	Torniquete médico	1
11	Tubos de ensaio para a recolha de análises clínicas de sangue	1
12	Tubos para amostragem de hemostasiograma	1
13	Tubos para amostragem de análises bioquímicas	1
14	Angiocateter n.º ≤16 G	2
15	Máscara de oxigénio	1
16	Anti-sético	1
17	Tesoura	1
	Medicamentos	
18	Oxitocina	10 ampolas
19	Carbetocina	1 ampola
20	Ácido tranexâmico	4 ampolas
21	Misoprostol	8 separador

REGRAS GERAIS DE LAVAGEM DAS MÃOS

Objetivo: evitar a contaminação da superfície da ferida por microrganismos através das mãos do pessoal médico.

A ordem de execução:

1. Retirar todas as jóias.

2. Molhar as mãos desde o cotovelo até à ponta dos dedos.

Ensaboe as mãos e utilize uma escova para lavar bem a superfície interna das unhas.

3. Com uma escova ou uma esponja, lavar o interior das unhas em movimentos circulares. Lavar os espaços interdigitais. Lavar uma mão de a ponta dos dedos até ao cotovelo e repetir estes passos com a outra mão.

4. Utilizar uma escova macia ou uma esponja para lavar as mãos durante 2 minutos.

5. Enxaguar a mão separadamente, desde os dedos até ao cotovelo. Não deixar entrar água numa mão limpa durante o enxaguamento.

6. Lavar as mãos com sabão 2 vezes durante pelo menos 2 minutos.

7. Repetir o passo 5 com água limpa.

8. Separadamente, limpar as mãos dos dedos ao cotovelo com uma toalha ou guardanapo, deitar fora a toalha usada.

9. Deitar uma quantidade suficiente de antissético (5 ml) na mão, esfregar entre os dedos, por baixo das unhas e em toda a superfície até as mãos ficarem completamente secas (dentro de 15-30 segundos).

10. Antes de calçar um par de luvas esterilizadas e profundamente desinfectadas, manter as mãos acima da cintura e não tocar em nada.

11. Se tiver tocado numa superfície ou objectos contaminados após este tratamento, repita os passos 2-9 antes de calçar as luvas.

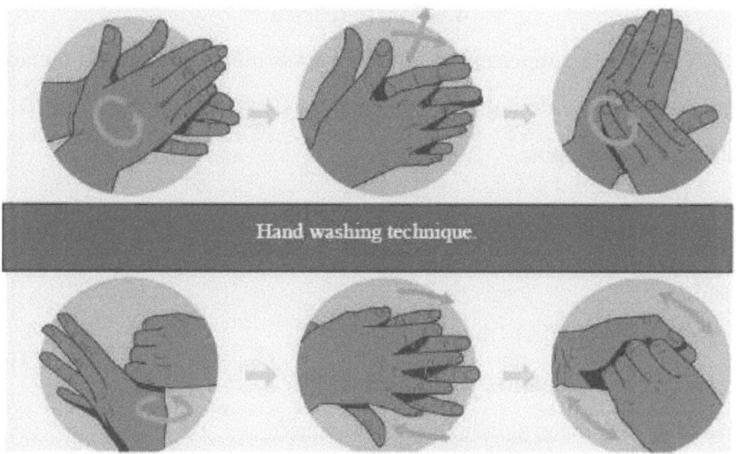

Figura 15. Técnica de lavagem das mãos.

4. A parte teórica

A pré-eclâmpsia é a hipertensão arterial + proteinúria na segunda metade da gravidez. De acordo com a recomendação da OMS, a pré-eclâmpsia divide-se em dois tipos:

Em peso:

- médio

* pesado

De acordo com o período de gravidez:

- atingiu o termo do parto (após 37 semanas)
- período de não maternidade (até 37 semanas)

Pré-eclâmpsia média.

A duração da gravidez após 20 semanas é de 90-100 mm quando o DAKB é medido 2 vezes com um intervalo de 4 horas.sim.who. Se até.

- Proteinúria 2+ (1g\l
- Não são observados outros sintomas de pré-eclâmpsia grave.

Realizado em regime ambulatório.

Pré-eclâmpsia grave.

- DAKB 110 mm.sim.que. acima.
- Proteinúria superior a 3 g\l + dor no epigástrio

dor de cabeça

alterações na visão

hiperreflexia

edema pulmonar

oligúria (menos de 400 ml durante 24 horas)

trombocitopenia (menos de 100

Proteinúria

Na pré-eclampsia, no segundo exame de urina - proteinúria.

A proteinúria mykdori tem uma acuidade prática de -0,3 g/l ou mais na testa durante um dia (quando a infeção do trato respiratório não é abundante). Os resultados do teste visual levam tugri ao micdori estimado na proteinúria Cui: 1+ = 0,3 g/l, 2+ = 1 g/l e 3+ = 3 g/l.

Espetos

O peso do diagnóstico Ética no desenvolvimento da pré-eclâmpsia. O aparecimento de edema na parte de trás da pélvis e na face (no prazo de 2 dias) é um sinal de perigo para a eclâmpsia.

Alterações orgânicas observadas no feto na pré-eclâmpsia:

I. No cérebro principal:

- encefalopatia;
- isquémia e enfarte do miocárdio;
- a minha arde;
- shish;
- eclampsia.

II. No sistema cardiovascular:

- redução do rendimento do soro mineiro;
- expetativa de pressão mineira e vascularização mineira;
- Diminuição da pressão venosa central.

III. No fígado;

- necrose periférica;
- queimaduras subcapsulares de minas;
-Síndrome de -HELP.

IV. Nos pulmões:

- tumor upka

V. Nos rins:

- proteinúria;
- declínio da filtragem de klubochkali;

- endoteliose glomerulocapilar;
- insuficiência renal;
- necrose tubular aguda;
- necrose cortical.

VI. No feto:

- com atraso em relação ao crescimento;
- dor prematura;
- migração por satélite.

Métodos ineficazes de prevenção da pré-eclâmpsia grave:

- prescrição de diuréticos;
- prescrição de anticoagulantes (heparina, varfarina);
- cortar o calor kilish em produtos ricos em oxil e calorias;
- limitar os produtos ricos em calorias às mulheres que pesam;
- a eliminação de ferro, folatos, magnésio, zinco ou óleo de bálsamo na dieta;
- restrição de sal e dor.

Parto primário e realização de eclampsia:

- chamar o pessoal para ajudar
- Avaliar imediatamente a respiração e o desmaio.
- Verificar a permeabilidade das vias respiratórias, medir o ACB e o pulso
- Deitar a mulher sobre o seu lado esquerdo
- Proteger contra ferimentos, mas não agarrar com força
- Iniciar a infusão em V/com agulha de grande calibre
- Administrar oxigénio a uma velocidade de 4l em 1 minuto
- Não deixar uma mulher sem controlo.

Questão Situacional # 1

A. chamado ael, 22 anos. A cabeça veio queixar-se de ogrigi e de um inchaço nas pernas durante um mês. As perguntas estão a ser apanhadas e respondidas. Da Anamnese obstétrica: a gravidez é nas primeiras 34 semanas.

Montagem da lente: AKB 160\110 mm.sim.quem., o útero chega a 33-34 tugri de cartilagem.

Saols:

- O seu diagnóstico?
- Seriam estas aftas de Candide para confirmar o diagnóstico?

* Tácticas UASH.

Respostas:

- Ogir pré-eclampsia;
- Taxi geral de peshob para proteinúria;

* Cuidados de emergência no curso de pré-eclâmpsia de Ogir (dose excretora de Mdso4 - e hospitalização

Questão situacional № 2

O KVP foi abordado por uma mulher grávida chefe ogrigi com uma queixa de que o carácter kurish de Kuzi estava enfraquecido e deixou Khushi há 20 minutos. A hipertensão fetal pré-namnésica foi observada com distúrbios. Na lente Kurgan: o útero chega a 37 cartilagens tugri, o feto sente-se amassado. AKB 160/110 mm.sim.who.

Perguntas:

- O seu diagnóstico?
- Para confirmar o diagnóstico, é necessário efetuar exames Candide?
- Tácticas UASH

Resposta:

- Ogir pré-eclampsia;
- Taxi geral de peshob para proteinúria;

* Cuidados de emergência no curso de pré-eclâmpsia de Ogir (dose excretora de Mdso4 - e hospitalização

Questão situacional № 3

Shvpga cabeça fetal feminina Auger, atenuação da caraterística kurish outonal e AKB 160/110 mm.sim.who., proteinúria - 1.135% em salinidade total peshobean. Quando a Anamnese está a girar, há uma contração dos músculos da mímica facial.

Perguntas:

- O seu diagnóstico?
- Para confirmar o diagnóstico, é necessário efetuar exames Candide?
- Tácticas UASH

Resposta:

- Ogir pré-eclampsia;
- Pedir ajuda aos empregados;
- Atendimento de emergência no curso de eclâmpsia (Mdso4 - dose de jumper) e internação no estacionário

* Testes de nível 1:

- 1. Sintomas não caraterísticos da pré-eclâmpsia grave:
- A) pressão diastólica 90/110 mm.sim.who.*
- (B) dor de cabeça
- V) proteinúria superior a 3 g/l
- G) deficiência visual

* D) hiper-reflexão

- 2. Em caso de pré-eclâmpsia grave, em que altura deve ser efectuado o parto:
- A) no prazo de 12 horas *
- B) durante 6 horas
- V) durante 2 horas
- G) No prazo de 24 horas
- D) durante 4 horas

- 3. Extensão na pré-eclâmpsia que não é observada na idade gestacional tardia
- A) chegada em frente ao satélite*
- B) atraso no desenvolvimento do feto
- V) complicações anteriores ao termo
- G) deslocação prematura do satélite normalmente localizado
- 4. Alteração não observável no pulmão em caso de pré-eclâmpsia
- A) insuficiência respiratória aguda*
- (B) permeabilidade capilar
- V) edema pulmonar
- G) insuficiência respiratória
- 5. Uma alteração não observável no fígado em caso de pré-eclâmpsia
- (A) necrose hepatocida*
- (B) Síndrome de HELP
- C) transfusões de sangue subcapsulares
- G) Montagem de fibras de fibrina
- 6. Alteração não observável do rim em caso de pré-eclâmpsia
- (A) poleuria*
- (B) proteinúria
- C) diminuição da atividade de filtragem dos clubes
- G) insuficiência renal
- 7. Alteração não observável do sistema cardiovascular em caso de pré-eclâmpsia
- A) aumento do rendimento do plasma*
* (B - diminuição do plasma hajm
- V) resistência vascular e aumento do QB
- G) redução da pressão venosa central

- 8. Uma alteração não observável no cérebro craniano em caso de eclampsia
- A) crescimento seguro do tumor*
- B) inchaço e decorticação
- V) isquemia e enfarte do miocárdio
- G) queimaduras de sangue
- 9. Tutkanokka karshi não entra na ferramenta
- (A) dibazol*
- B) MgSO4
- V) diazepam
- G) fenotaína
- 10. Dkb 110 e não entra no agente hipotensor em alta?
- (A) dibazol*
- B) hidrolazina (apressina
- V) labetalol (atenalol
- G) nifidipina (corinfar, Justice

* Testes de nível 2:

- 1. Quais são os cuidados primários e a conduta na eclâmpsia, além de:
- A) deitar uma mulher de costas*
- B) avaliação da velocidade do número de respirações, consciência, AQB e PS*
- V) exame da permeabilidade das vias respiratórias
- G) deitar uma mulher de lado
- D) tomar sulfato de magnésio numa dose de retenção
- 2. Conta os 3 agentes anti-hipertensores utilizados na eclâmpsia:
- (A) hidralazina*
- (B) labetalol*
- V) nifedipina*

- G) dibazol

- D) papaverina

- 3. Contar 3 dos agentes anti-convulsivos utilizados na eclâmpsia:

- A) sulfato de magnésio*

- (B) diazipam*

- V) Fenitoína*

- G) hidralazina

- (D) labetalol

- 4. Quais as 2 respostas que indicam uma dose elevada de sulfato de magnésio:

- A) 25% -15 ml de sulfato de magnésio. derreter 5 min. fazendo a v / I durante*

- B) 20 ml.dan em cada coronha com novocaína*

- V) 25% -20 ml. de solução de sulfato de magnésio a

- G) 25% -10 ml. de solução de sulfato de magnésio a m/O

- D) 25% -30 ml. de solução de sulfato de magnésio a v/i

- 5. A dose de retenção de sulfato de magnésio e a duração da administração

* espetáculo:

- A) 10 ml. de sulfato de magnésio a cada 4 horas*

- B) duração da administração nas 24 horas após o parto ou a última crise convulsiva*

- V) 30 ml. de sulfato de magnésio a cada 2 horas

- G) 10 ml. de sulfato de magnésio por M / o a cada hora

- D) duração do envio 48 horas

- 6. Quando a administração de sulfato de magnésio é cancelada:

- A) se o número de respirações for inferior a 16 em 1 minuto*

- B) sem reflexos no joelho*

- C) diurese 30 ml por hora.menos de*

- G) o número de respirações é superior a 16 por minuto

- D) YuQS superior a 90 por minuto

- 7. Quais as 2 respostas que indicam corretamente a dose elevada de diazepam:

- A) 10 mg (2 ml) de diazepam v/i durante 2 min*

- B) se a convulsão voltar, a dose elevada é efectuada mais uma vez*

- V) 40 mg de diazepam 500 ml. administração a v / i em solução salina

- G) a 20 mg de diazepam v / i

- D) 40 mg de diazepam v / i durante 2 minutos

- 8. O sulfato de magnésio é utilizado para o tratamento:

- A) mulheres grávidas com eclampsia*

- B) eclampsia sabali numa mulher em trabalho de parto de emergência*

- V) CROX

- G) FPE

- D) NJYBK

- 9. Apresente 3 sintomas caraterísticos da pré-eclâmpsia grave:

- A) pressão diastólica superior a 110 mm.s.u.*

- (B) proteinúria > 3 g / l*

- V) dor de cabeça, perturbações da visão*

- G) fraqueza

- D) convulsões

- 10. Na eclâmpsia, a cabeça esbate as alterações do cérebro kandai:

- A) isquemia e enfarte do miocárdio*

- B) transfusão de sangue*

- C) inchaço e decorticação*

- G) ser influente

* D) depressão

- E) apatia

Perguntas para o controlo

1. Classificação da pré-eclampsia;
2. Dar informações sobre a pré-eclâmpsia grave;
3. Compreender o que é a eclâmpsia;
4. Na pré-eclâmpsia grave, observam-se alterações nos órgãos cecilares;
5. Tácticas para suportar a pré-eclâmpsia grave;
6. Tácticas de execução da eclampsia;
7. Lesões observadas pelo feto na pré-eclâmpsia grave;
8. Que remédios conheces para as convulsões;
9. Conhece os 3 principais agentes anti-hipotensores utilizados na eclâmpsia;
10. Realização de medidas de reabelitação no período pós-parto em mulheres que passaram a gravidez com distúrbios hipertensivos.

Hemorragia no final da gravidez: avaliação, princípios de gestão e cuidados.

De acordo com os peritos da OMS, mais de 500 000 mulheres morrem todos os anos devido a complicações da gravidez e do parto. As principais causas de mortalidade materna no mundo são membros dos "cinco grandes" - hemorragia, sépsis, eclampsia, rutura uterina, aborto "perigoso", que representam até 75% da mortalidade materna. Nos países em desenvolvimento, são responsáveis por 95% de todas as mortes maternas e 1,7% nos países desenvolvidos. A hemorragia é a terceira causa de mortalidade materna, depois do tromboembolismo e da pré-eclâmpsia. A cada 3 minutos, uma mulher morre de hemorragia. Na estrutura da mortalidade materna em diferentes países, a proporção de hemorragias varia entre 10 e 60% (OMS, 1995-2005).

Aproximadamente 70% de todas as hemorragias em obstetrícia referem-se a hemorragia hipotónica pós-parto, 20% são devidas a descolamento da placenta, rutura do útero, danos no canal de parto, 10% são devidas a rotação da placenta e distúrbios da sua separação, e apenas 1% são devidas a coagulopatia. Ao mesmo tempo, entre as hemorragias que determinam a morbilidade e a mortalidade materna e perinatal, prevalecem o descolamento da placenta, a apresentação placentária e as perturbações do sistema hemostático.

Determinação da hemorragia.

A hemorragia pré-natal (II metade da gravidez) é a hemorragia do trato genital que ocorre após a 22ª semana de gestação, antes do início do trabalho de parto.

A hemorragia durante o parto é uma hemorragia do trato genital que ocorre em qualquer momento após o início do trabalho de parto e antes do final do segundo período de trabalho de parto.

A hemorragia pós-parto precoce (primária) é tradicionalmente definida como uma perda de sangue num volume superior a 500 ml que ocorreu durante as primeiras 24 horas do período pós-parto. No entanto, a maior parte das mulheres saudáveis tolera normalmente estas perdas de sangue. A hemorragia obstétrica maciça é entendida como uma perda de sangue superior a 1000 ml.

A hemorragia pós-parto tardia (secundária) é definida como uma perda de sangue num volume superior a 500 ml que ocorreu 24 horas e antes do final da 12ª semana após o parto.

A quantidade de sangue num adulto, em termos de peso corporal, é em média de 70 ml / kg, o que permite assumir que o volume total de sangue atinge os 5 litros.

O volume de sangue de uma mulher grávida saudável atinge 6-7 litros no final da gravidez. O volume de sangue circulante aumenta em paralelo com o número de factores de coagulação, o que é considerado como uma reação compensatória do organismo. As hemorragias durante a gestação complicam 2 a 5% de todas as gravidezes. Este tipo de hemorragia é frequentemente imprevisível e o estado da mulher deteriora-se muito rapidamente antes, durante ou após o início da hemorragia.

Causas de hemorragias durante a gravidez.

As causas mais comuns de hemorragia durante a gravidez são a hemorragia da borda da placenta, a hemorragia do ectrópio do colo do útero, o "spotting" antes do parto.

Além disso, as causas mais comuns de hemorragias maciças durante a gravidez são o descolamento prematuro da placenta normalmente localizada e a placenta prévia.

A rutura do útero devido à ação das forças de parto ou a lesões traumáticas dos órgãos abdominais, incluindo lesões resultantes de acidentes rodoviários, é também uma causa comum de hemorragia maciça pré-natal.

A rutura e a hemorragia dos vasa previa podem ter consequências catastróficas para o feto, embora esta condição não conduza a uma perda excessiva de sangue, é considerada urgente, uma vez que está associada ao desenvolvimento de anemia aguda no feto.

Classificação da hemorragia obstétrica de acordo com a CID X:

O44 - Placenta prévia:

- O44.0 - placenta prévia sem hemorragia;

- O44.1 - placenta prévia com hemorragia.

O45 - Descolamento prematuro da placenta:

- O45.0 - Descolamento prematuro da placenta com coagulação sanguínea comprometida;

- O45.8 - outro descolamento prematuro da placenta;

- O45.9 - descolamento prematuro da placenta, não especificado.

O46 - Hemorragia pré-natal, não classificada noutra parte:

- O46.0 - hemorragia pré-natal com perturbação da coagulação sanguínea;

- O46.8 - outras hemorragias pré-natais;

- O46.9 - hemorragia pré-natal, não especificada.

Placenta prévia sem hemorragia (hospitalização planeada).

A placenta prévia completa é uma indicação absoluta para o parto por cesariana. A altura mais aceitável para uma cesariana planeada para reduzir o risco de ter um filho imaturo é às 37 semanas de gravidez.

1. Redefinir o tipo de sangue e o fator Rh do paciente. Os dados sobre os resultados dos testes devem ser colocados na primeira página da história de nascimento.

2. Ter em stock pelo menos 4 doses de NWF de grupo único e 2 doses de massa eritrocitária de grupo único para uma possível transfusão.

3. Na ausência de hemorragia, a escolha da anestesia depende das preferências da paciente, do anestesista e do ginecologista-obstetra. A mesma eficácia, mas maior segurança, da anestesia regional foi comprovada em comparação com a anestesia geral nos casos de parto cirúrgico com placenta prévia.

4. A operação deve ser efectuada pelo obstetra-ginecologista mais experiente presente no turno. Quando a placenta está localizada na área da cicatriz do útero, o cirurgião deve conhecer a técnica da histerectomia.

5. A cesariana é efectuada no segmento uterino inferior através de uma incisão transversal. Durante a cirurgia, existe um risco elevado de hemorragia do leito placentário - podem ser aplicadas suturas hemostáticas adicionais com a administração simultânea de doses adicionais de

uterotónicos (20 unidades de oxitocina por 1000 ml de solução a um ritmo de 60 gotas por minuto).

6. Em caso de placenta prévia baixa, é possível o parto através do canal de parto natural. Neste caso, está indicada a amniotomia precoce para parar ou reduzir o grau de perda de sangue, uma vez que a cabeça adjacente pressiona o bordo da placenta. O parto planeado é realizado num hospital de nível 3.

O parto de emergência com apresentação completa (cesariana), independentemente do período de gravidez, é efectuado quando existe uma hemorragia externa abundante (mais de 250 ml) ou um estado fetal inconclusivo.

Hemorragia obstétrica pós-parto.

O objetivo do módulo é ajudar os participantes:

- Compreender a importância da gestão ativa do terceiro período de trabalho de parto para prevenir a hemorragia pós-parto;

- Compreender o procedimento de deteção e tratamento precoce da hemorragia pós-parto;

- Estar preparado para tomar decisões sobre a utilização de medidas abrangentes para parar a hemorragia e reanimar o doente;

- Compreender que a reposição atempada e adequada do volume de sangue circulante é a base para ajudar as mulheres com hemorragias;

- Avaliar criticamente os métodos cirúrgicos para parar a hemorragia;

- Compreender a importância de um protocolo local adequado para o tratamento da hemorragia em obstetrícia.

A importância do problema.

A prevalência de hemorragia pós-parto (mais de 500 ml) no mundo é de aproximadamente 6% de todas as gravidezes, e a hemorragia pós-parto grave (mais de 1000 ml) é de 1,96%.

Aproximadamente 70% de todas as hemorragias em obstetrícia referem-se a hemorragias hipotónicas pós-parto, 20% são devidas a descolamento da placenta, rutura do útero, danos no canal de parto, 10% são devidas a rotação da placenta e a perturbações da sua separação e apenas 1% são devidas a coagulopatia.

De acordo com a OMS, há 14.000.000 de hemorragias pós-parto por ano no mundo, das quais 120.000-140.000 mortes (50% nas primeiras 24 horas) e 20.000.000 terminam em morbilidade materna. Nos EUA, a perda de sangue representa 12% na estrutura da mortalidade materna, dos quais 73% dos casos são evitáveis, no Reino Unido - 3º lugar na estrutura da mortalidade materna, 53% dos casos são evitáveis, e em África - a perda de sangue atinge 35 a 60% na estrutura da mortalidade materna.

A hemorragia grave é a principal causa de mortalidade materna no mundo. Cerca de um quarto de todas as mortes durante o parto ocorre devido a hemorragias. O rácio percentual em diferentes países varia entre 10% e 60%. A maioria das mulheres sobreviventes tem consequências a longo prazo: anemia, complicações pós-transfusionais, VIH, etc.

Pacote Mãe-Bebé: Implementação da maternidade segura nos países. OMS, 1995.Radek Bukowski, Gary D.V. Hankins,Managing postpartum household. Contemporary OB/GYN, 1 de setembro de 2001

Erros de tratamento.

As consequências da hemorragia pós-parto só podem ser reduzidas através de uma monitorização cuidadosa, de um diagnóstico atempado e de um tratamento imediato.

RadekBukowski, Gary D.V. Hankins, Managing postpartum harem. Contem-poraryOB/GYN, 1 de setembro de 2001

Qual é a definição de hemorragia pós-parto que tem maior significado clínico?

A hemorragia pós-parto (HPP) é uma perda de sangue superior a 500 ml durante as primeiras 24 horas após o parto.

Mother-BabyPackage: Implementingsafemotherhoodincountries. OMS, 1995.

Dadas as dificuldades na avaliação da perda de sangue, o Colégio Americano de Obstetrícia e Ginecologia propôs considerar a hemorragia pós-parto como "uma alteração de 10% no hematócrito entre a admissão da paciente e o período pós-parto, ou a necessidade de uma transfusão de eritrócitos". Esta abordagem retrospetiva pode ser útil em protocolos de investigação para avaliar factores de risco ou comparar a eficácia do tratamento, mas não é muito útil para um clínico confrontado com uma hemorragia.

AmericanCollegeofObstetriciansandGynecologists: ACOGeducationalbulletin. Hemorragia pós-parto. Número 243, janeiro 1998 (substitui o Nº 143, julho de 1990). American College of Obstetricians and Gynecologists.IntJGynaecolObstet 1998 Apr; 61(1): 79-86.

"Uma definição mais exacta de PRK é qualquer perda de sangue que conduza a alterações fisiológicas (por exemplo, uma diminuição da pressão arterial) que constituam uma ameaça para a vida da mulher." Infelizmente, esperar por alterações fisiológicas pode levar à morte da maioria das mulheres nos países em desenvolvimento, uma vez que não estão disponíveis cuidados obstétricos de emergência ou acções imediatas adequadas.

McCormick ML, Sanghvi HCG, Kinzie B, McIntosh N. Averting maternal death and disability: Preventing postpartum hemorrhage in low-resource settings.InternationalJournalofGynecologyandObstetrics. 2002;77:267-275.

Para além disso, não se deve esquecer que o aumento do volume sanguíneo que ocorre durante a gravidez compensa, em muitos casos, a perda de sangue habitual durante o parto. Este aumento do volume sanguíneo é menos pronunciado nas mulheres com pré-eclampsia, que podem registar perdas de sangue mais significativas durante o parto do que as mulheres com tensão arterial normal. Em doentes com anemia grave, a perda de 200-250 ml de sangue pode ser fatal. Este facto é especialmente importante dada a elevada prevalência de anemia grave nas mulheres de muitos países em desenvolvimento.

A definição mais óptima.

A definição de PRK é algo arbitrária, uma vez que é difícil dar uma definição mais exacta que, ao mesmo tempo, possa ser facilmente aplicada na prática. Considera-se que a perda de sangue é superior a 500 ml durante o parto vaginal e superior a 1000 ml durante a cesariana. Esta perda de sangue nas primeiras 24 horas após o parto é considerada PRK precoce, mas se a perda de sangue ocorrer entre as 24 horas e as 12 semanas, é definida como PRK tardia.

Quase metade das mulheres que dão à luz por via vaginal perdem 500 ml ou mais de sangue, e as que dão à luz por cesariana perdem geralmente 1000 ml ou mais. Para a maioria das mulheres, esta perda de sangue não acarreta efeitos secundários, embora estes efeitos possam ser diferentes consoante a mulher.

No entanto, na prática, é difícil medir com exatidão a perda real de sangue, porque o sangue pode ser misturado com líquido amniótico ou urina, e pode ser pulverizado no chão, em guardanapos, lençóis, em tabuleiros.

Muitas vezes não conseguimos estimar com exatidão a quantidade de sangue perdida, visualmente podemos exagerar ou, mais frequentemente, subestimar este valor.

Pacote Mãe-Bebé: Implementar a maternidade segura nos países. OMS, 1995.

Cunningham F.G., Gant N.F., Leveno K.J., eds. et al. Williams obstetrics. 21ª edição. Nova Iorque, NY: McGraw-Hill, 2001. 407- 687.

Prevenção da PCR: Gestão ativa do terceiro período de trabalho de parto. (1)

As etapas da gestão ativa do terceiro período de trabalho.

1. Administração de ocitocina:

- Um minuto após o nascimento do bebé, apalpar o abdómen para se certificar de que não há outra criança e injetar 10 unidades de oxitocina por via intramuscular.

2. Nascimento da placenta com a ajuda de contracções controladas do cordão umbilical:

- Depois de parar a pulsação do cordão umbilical, mas não antes de 1 minuto após o nascimento da criança (máximo de 3 minutos), aplicar uma pinça ao cordão umbilical mais próximo do períneo.

- Segurar o cordão umbilical pinçado numa posição ligeiramente esticada com uma mão.

- Coloque a sua outra mão diretamente sobre o púbis da mulher e estabilize o útero, afastando-o do útero durante uma tração controlada do cordão umbilical. Isto ajudará a evitar a eversão do útero.

- Espere por uma forte contração do útero (2-3 minutos). Assim que sentir que o útero se contraiu (arredondou, tornou-se denso) ou que o cordão umbilical se alongou, puxe cuidadosamente o cordão umbilical para baixo (tração) para fazer nascer a placenta. Não espere pelos sinais de separação da placenta antes de começar a puxar o cordão umbilical. Ao mesmo tempo, continue a retirar o útero com a outra mão (contra-tração) na direção oposta à tração do cordão umbilical.

- Se a placenta não descer durante 30-40 segundos durante contracções controladas, pare de puxar o cordão umbilical.

- Segure cuidadosamente o cordão umbilical num estado de tensão ligeira e aguarde a próxima contração do útero.

- Se necessário, aproximar a pinça o mais possível do períneo à medida que o cordão umbilical se alonga.

- Durante a próxima contração uterina, repita a tração controlada para o cordão umbilical com contra-tração simultânea na direção oposta.

- NUNCA EFECTUAR A TRACÇÃO PELO CORDÃO UMBILICAL (ESTIRAMENTO) SEM RECORRER A CONTRA-TRACÇÕES (RETIRADA) DE UM ÚTERO BEM CONTRAÍDO.

- Aquando do nascimento da placenta, as membranas finas do feto podem romper-se. Segure a placenta com as duas mãos e torça suavemente as membranas do feto até ele nascer.

- Puxe lentamente a placenta para completar o parto. Examine a placenta cuidadosamente para se certificar da sua integridade. Se faltar parte da superfície da placenta ou se houver uma rutura das membranas com vasos sanguíneos, há razões para suspeitar da presença de fragmentos remanescentes da placenta na cavidade uterina. Neste caso, devem ser tomadas medidas adequadas.

3. Massagem uterina

- Imediatamente após o nascimento da placenta, massajar o útero através da parede abdominal anterior até o útero se contrair.

- Repetir a massagem de 15 em 15 minutos durante as primeiras duas horas do período pós-parto.

- Verificar se o útero não relaxa após o fim da massagem.

Se a hemorragia continuar, verificar se existem outras causas de RPC (rupturas e restos de placenta) e atuar de forma adequada.

Prevenção da PCR: Gestão ativa do terceiro período de trabalho de parto. (2)

Foram incluídos na revisão sistemática cinco ensaios aleatórios. Quatro deles eram de boa qualidade. Em comparação com as tácticas de esperar para ver, o tratamento ativo do terceiro período de trabalho de parto reduz os seguintes indicadores: perda de sangue materno (diferença média -79,33 ml, intervalo de confiança de 95% -94,29 a -64,37); hemorragia pós-parto superior a 500 ml (risco relativo 0,38, intervalo de confiança de 95% 0,32 a 0,46); duração do terceiro período de trabalho de parto (diferença média -9,77 minutos, intervalo de confiança de 95% -10,00 a -9,53). As tácticas de tratamento ativo estão também associadas a um risco acrescido de náuseas numa mulher em trabalho de parto (risco relativo de 1,83, intervalo de confiança de 95% de 1,51 a 2,23), vómitos e tensão arterial elevada (possivelmente devido à utilização de ergometrina). Não foram identificadas vantagens ou desvantagens para o recém-nascido.

Os autores concluem que as "tácticas activas" de rotina são melhores do que as "tácticas de esperar para ver" para a prevenção de hemorragia pós-parto e complicações graves relacionadas no terceiro período do trabalho de parto. No entanto, as tácticas activas também estão associadas a um maior risco de efeitos secundários (por exemplo, náuseas e vómitos) e aumento da pressão arterial quando se utiliza ergometrina. As tácticas activas devem ser oferecidas a todas as mulheres durante o parto vaginal numa maternidade. Não é totalmente claro se é possível utilizar estas tácticas nos cuidados domiciliários (nos países em desenvolvimento e nos países industrializados).

Métodos de avaliação da perda de sangue.

- Utilizar recipientes graduados (para CS e entregas regulares);

- Considerar a possibilidade de impurezas (líquido amniótico, urina, irrigação).

Avaliação inicial e tratamento.

Quando confrontado com uma hemorragia maciça, o médico deve tentar determinar imediatamente a causa da hemorragia e, ao mesmo tempo, começar a tomar medidas de reanimação e as intervenções necessárias. É necessário examinar cuidadosamente o útero e o canal de parto para identificar a causa.

Ao mesmo tempo, é necessário concentrar-se na reanimação primária, instalando um cateter venoso de grande diâmetro e iniciando uma infusão de uma solução cristaloide, administrando oxigénio através de uma máscara e monitorizando os sinais vitais, como a tensão arterial, o pulso, a respiração e a diurese.

É necessário colher sangue para uma análise geral, um teste de coagulação, tipo de sangue e compatibilidade. O médico deve também deixar um tubo de ensaio com sangue para observação. Se não se formar um coágulo sanguíneo no espaço de 7 minutos, isso pode servir como indicador de uma violação do sistema de coagulação da mulher.

A Textbook of Postpartum Hemorrhage, Sapiens Publishing, Duncow, Reino Unido, 2006.

Schuurmans N, MacKinnon C et al. Prevenção e tratamento da hemorragia pós-parto. SOGCClinicalPracticeGuidelines, № 88, abril de 2000.

Reanimação primária.

Em caso de perda súbita e rápida de sangue devido a hemorragia, cirurgia ou complicações durante o parto, a medida mais urgente é normalmente a reposição rápida dos fluidos perdidos na corrente sanguínea.

A administração de fluidos por via intravenosa é uma medida primária para a hipovolemia. Uma infusão urgente de líquidos (cristalóides: soro fisiológico, Ringer lactato) pode salvar a vida do doente e dar-lhe algum tempo para estancar a hemorragia e receber produtos sanguíneos para transfusão, se necessário.

Nota: Se uma mulher estiver em estado de choque, deve ser evitada a utilização de soluções de substituição de plasma de elevado peso molecular (por exemplo, dextrano ou albumina). Não há provas de que os substitutos plasmáticos de elevado peso molecular sejam melhores do que a solução salina na reanimação de doentes em estado de choque e, além disso, o dextrano pode ser perigoso em doses elevadas.

Managing Complications in Pregnancy and Childbirth (Gestão de complicações na gravidez e no parto): A Guide for Midwives and Doctors (Guia para parteiras e médicos). Genebra: OMS, 2000.

Tipos de cateteres venosos

Questões organizacionais:

- 1. A equipa de emergência (2 obstetras-ginecologistas, anestesistas, enfermeiros-anestesistas, parteiras, etc.) deve ser envolvida no processo o mais tardar 10-15 minutos após o diagnóstico.

- 2. Para qualquer tipo de hemorragia obstétrica, independentemente da pressão arterial e do pulso, o acesso venoso deve ser efectuado num máximo de 5 minutos.

3. Em caso de hemorragia, deve ser determinado o nível de hemoglobina ou hematócrito, o grupo sanguíneo e o fator Rh, devem ser realizados testes de compatibilidade individual, testes de coagulação sanguínea e coagulograma: tempo de protrombina, tempo de tromboplastina parcial activada no plasma (APTT), fibrinogénio, ureia e electrólitos, teste de cabeceira (teste de Lee-White).

O teste de cabeceira de Lee-White.

- Colher 2 ml de sangue venoso com uma agulha para um tubo de vidro transparente e seco

- Pegar num tubo de ensaio previamente fechado e colocá-lo na mão para o aquecer a uma temperatura de 37 °C;

- Em seguida, inclinar o tubo de 30 em 30 segundos até o sangue coagular e o tubo poder ser virado ao contrário;

- A formação retardada de coágulos (mais de 7 minutos) ou a formação de um tecido macio, que é facilmente destruído, dá motivos para suspeitar de coagulopatia.

Procurar a causa e o tratamento adequado.

A etiologia da hemorragia pós-parto precoce é mais facilmente entendida como uma violação de um dos 4 processos básicos. Para uma melhor memorização destes processos, podem ser designados com quatro letras "T": atonia, tecido, trauma e trombina: atonia uterina - 70%, lesão do trato genital - 20%, tecidos - 10%, distúrbios hematológicos primários do processo de trombose e disfunção plaquetária, síndrome de coagulação intravascular disseminada (raramente), inversão uterina (raramente).

A hemorragia ocorre se, por algum motivo, não houver contração do útero (tónus). O atraso de partes da placenta ou a remoção de coágulos sanguíneos (tecido), bem como a rutura do canal de parto e do útero (traumatismo) podem causar perdas de sangue graves após o parto, especialmente se forem detectados prematuramente. A perturbação da coagulação (trombina) pode provocar perdas de sangue maciças, tanto de forma autónoma como em combinação com qualquer outro processo.

As causas mais comuns de hemorragia pós-parto são a atonia uterina, a rutura da vagina e do colo do útero.

A hemorragia pós-parto mais grave está associada a patologia placentária (fixação apertada ou incremento da placenta), a perturbações da coagulação, bem como a rutura e eversão do útero.

Schuurmans N, MacKinnon C et al. Prevenção e gestão da hemorragia pós-parto. Diretrizes de Prática Clínica da SOGC, № 88, abril de 2000.

A Textbook of Postpartum Hemorrhage. SapiensPublishing, Duncow, Reino Unido, 2006.

Hemorragia vaginal após o nascimento de um filho

Se a placenta ainda não tiver nascido:

- Massagem uterina, se o útero estiver duro, deve tentar extrair a placenta por tração controlada atrás do cordão umbilical

- Se tal não for possível, é necessário inspecionar a vagina e verificar se existe uma placenta no colo do útero. Se houver uma placenta no colo do útero ou na vagina, remova-a cuidadosamente

- Se não houver placenta na vagina ou no colo do útero e a hemorragia continuar, deve ser efectuada a separação manual e o isolamento da placenta.

- Se for impossível separar a placenta (incremento), é necessário um tratamento cirúrgico

Gravidez, parto, pós-parto e cuidados ao recém-nascido: um guia para práticas essenciais. OMS, Genebra, 2006.

Hemorragia vaginal após o nascimento de um filho

Se a placenta nasceu, mas existe um defeito nos tecidos:

- Retire a placenta restante com a mão ou com uma cureta pós-parto grande.

- Se a hemorragia continuar após a remoção dos resíduos, o estado de coagulação deve ser avaliado.

- Se não se formar um coágulo sanguíneo após 7 minutos ou se este for mole e se desfizer facilmente, pode presumir-se a presença de coagulopatia.

- Se for impossível remover os restos da placenta (incremento), é necessário um tratamento cirúrgico.

Gravidez, parto, pós-parto e cuidados com o recém-nascido: A guide for essential practice. OMS, Genebra, 2006.

Hemorragia vaginal após o nascimento de um filho

Se a hemorragia pós-parto grave continuar após o nascimento da placenta e a sua remoção completa do útero:

- Verificar se o útero se contraiu bem.

- Inspecionar o canal de parto para verificar se existem rupturas e, se existirem, suturar.

Gravidez, parto, pós-parto e cuidados ao recém-nascido: A guide for essential practice. OMS, Genebra, 2006.

Hemorragia devido a atonia uterina.

Se a hemorragia pós-parto intensa continuar após o nascimento da placenta e o útero se tiver contraído pouco (mole):

- Colocar a palma da mão no fundo do útero e avaliar o grau de contração.

- Massajar o fundo do útero em movimentos circulares com a palma da mão até o útero se contrair bem.

- Quando estiver bem contraído, pressionar para baixo num só movimento para expulsar os coágulos de sangue.

- Colocar o recipiente contra a vulva para recolher o sangue. Medir e avaliar a perda de sangue e registar os resultados.

- Entra a oxitocina:

Dose inicial:

- I / m ou I / V: 10 unidades

- Infusão intravenosa: 20-40 unidades em 1 litro a um ritmo de 60 gotas/minuto.

Dose repetida:

- I / m ou IV: mais 20-40 unidades após 20 minutos, se a hemorragia intensa continuar

- Infusão intravenosa: 10 unidades. em 1 litro a um ritmo de 40 gotas /min.

Dose máxima: Não mais de 3 litros / num líquido que contenha oxitocina. A administração intravenosa em bólus dc 5 ml de oxitocina pode provocar um aumento da tensão arterial na mãe.

Gravidez, parto, pós-parto e cuidados ao recém-nascido: A guide for essential practice. OMS, Genebra, 2006.

O mecanismo de ação da ocitocina consiste em estimular as contracções do fundo e do corpo do útero. Uma vez que a oxitocina tem uma semi-vida curta (em média 3 minutos), é necessária uma perfusão intravenosa prolongada para manter as contracções uterinas. A dose habitual é de 20 unidades em 500 ml de solução cristaloide, devendo a intensidade da dose ser ajustada de acordo com a reação (a dose habitual é de 250 ml por hora). Quando a perfusão é efectuada por via intravenosa, o efeito da ocitocina manifesta-se instantaneamente e a sua concentração é atingida ao fim de 30 minutos.

Ao contrário da infusão intravenosa, o efeito intramuscular é mais lento (3-7 minutos), mas o efeito clínico dura mais tempo (até 60 minutos). Oxitocina O metabolismo ocorre no fígado. O seu efeito antidiurético, que representa quase 5% do efeito antidiurético da vasopressina, pode causar retenção de líquidos. O grau de sobrecarga hídrica pode manifestar-se sob a forma de cefaleias, vómitos, sonolência e convulsões. Além disso, a administração intravenosa rápida em bolus de oxitocina não diluída pode provocar o relaxamento da parede do músculo vascular, o que pode levar a uma diminuição da pressão arterial. Por conseguinte, é preferível injectá-la por via intramuscular ou intravenosa, mas numa forma diluída.

A oxitocina pode suportar temperaturas até 25°C, mas a sua conservação no frigorífico pode prolongar a sua adequação. A desvantagem da oxitocina é a sua curta semi-vida. Um análogo da ocitocina, que tem um longo período de ação, é a carbetocina, de ação mais prolongada, que está a ser estudada, é semelhante à ergometrina, mas não tem os mesmos efeitos secundários e pode ter vantagens em relação à terapêutica com ocitocina padrão. Estudos comparativos da carbetocina como fármaco para prevenir a hemorragia pós-parto demonstraram uma maior eficácia deste análogo em comparação com a ocitocina.

Hemorragia atónica:

Perda de sangue superior a 1.500 ml.

- 1. Amputação do útero
- 2. Extirpação do útero
- 3. Ligadura das artérias ilíacas internas
- A amputação do útero é uma operação de eleição.
- A extirpação uterina é efectuada quando o local da hemorragia é o segmento inferior do útero ou o colo do útero (rutura, apresentação ou incremento da placenta, hemorragia coagulopática, Figura 17.).

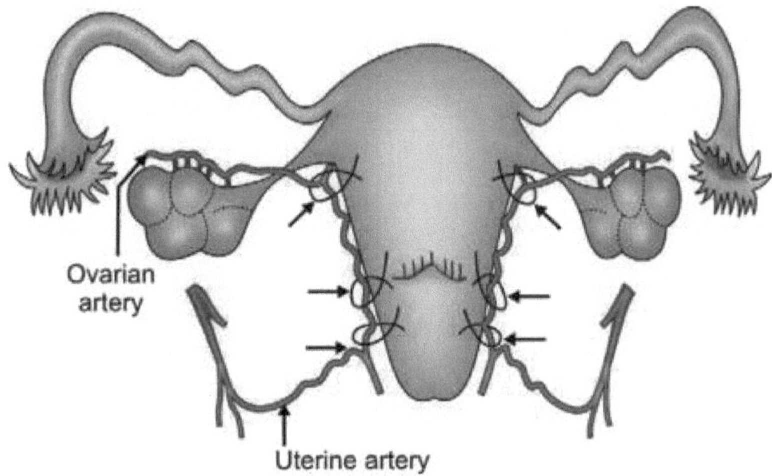

Figura 17. Ligadura das artérias uterinas.

O maior estudo descrito na literatura é o relatório de O'Leary sobre o tratamento de 265 doentes, com uma eficácia de tratamento de 96%.

Noutro grande estudo, foi observada uma eficácia de 100% em 103 doentes com hemorragia pós-parto persistente que foram submetidas a uma desvascularização uterina faseada.

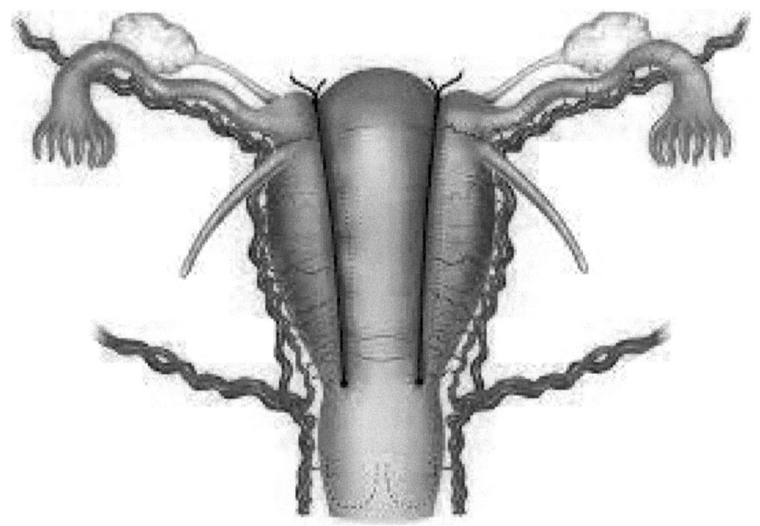

Figura 18. Costura de compressão de Lynch.

Este procedimento foi realizado e descrito pela primeira vez por Christopher B. Lynch, ginecologista-obstetra, membro do Royal College of Obstetrics and Gynecology of Great Britain e membro do Royal College of Surgery of Edinburgh, a trabalhar em Milton Keynes (Departamento de Oxford, Grã-Bretanha) durante o tratamento de uma doente com hemorragia pós-parto abundante em novembro de 1989. Esta doente recusou uma histerectomia urgente (Figuras 18, 19 e 20)

O objetivo da sutura é proporcionar uma compressão vertical prolongada do sistema vascular uterino. No caso de PRK causada por ligação placentária, será eficaz aplicar uma sutura de compressão transversal ao segmento inferior.

Existem mais de 1300 casos de aplicação bem sucedida de suturas B-Lynch em todo o mundo e apenas 19 casos mal sucedidos. O subcontinente indiano tem o maior número de casos bem sucedidos de suturas B-Lynch, e mais de 250, seguido de África, América do Sul e América do Norte, Europa e outros países.

Foram conhecidos 17 casos de sutura sem sucesso, que ocorreram devido à aplicação tardia, má técnica e material inadequado para a cirurgia. Foram utilizados diversos materiais de ligadura. Recomenda-se o uso de material de sutura monocryl (código WC3709), porque é fácil de manusear e tem uma vantagem para uma mulher, uma vez que tem a mesma distribuição de pressão no tecido. Numa revisão recente, Holtsem e os seus colegas expressaram a sua opinião de que a técnica de sutura B-Lynch para o tratamento da PRK deveria ser uma opção alternativa para todos os ginecologistas.

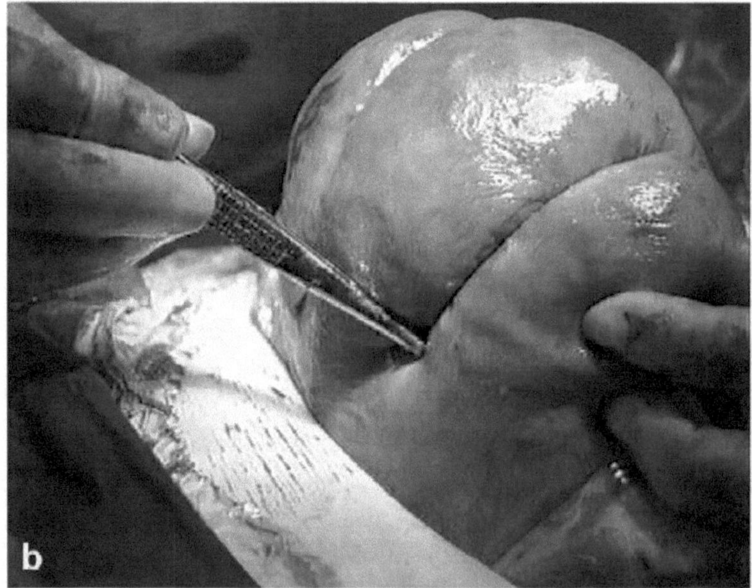

Wolmuth e colegas publicaram os resultados de uma grande série de estudos com uma taxa de sucesso de 91% (a taxa de sucesso global a nível mundial foi de 98%)

Além disso, até à data, não foram descritas complicações graves durante esta operação.

Num inquérito recente (2000-2002) da Triennale Confidential, verificou-se que nenhuma mulher que tenha sido tratada com PRK morreu devido à cirurgia de raios X e aos pontos utilizados na técnica Bi-Lynch.

Foram descritos mais de 20 casos de partos bem sucedidos com antecedentes desta cirurgia.

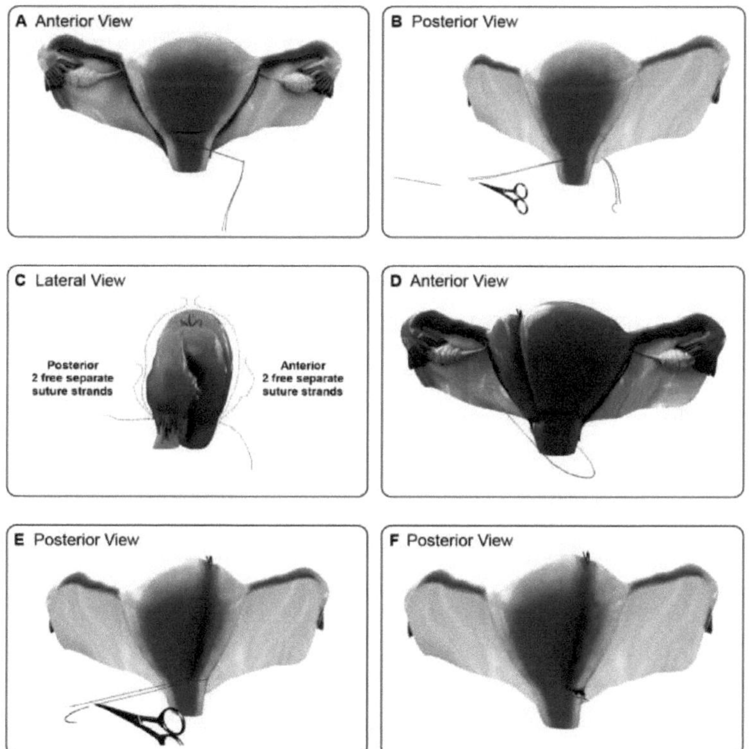

Figura 20. Costura de compressão B-Lynch.

A mulher pode ser submetida a uma sutura de compressão B-Lynch se, com a compressão bimanual, tiver uma diminuição da intensidade da hemorragia uterina. A primeira etapa é uma histerotomia transversal baixa. Depois de deslocar a bexiga para a frente, fazer o primeiro ponto 3 cm abaixo do bordo inferior da incisão durante a cesariana à esquerda e passar o fio através da cavidade uterina, recuando cerca de 4 cm do bordo lateral do útero.

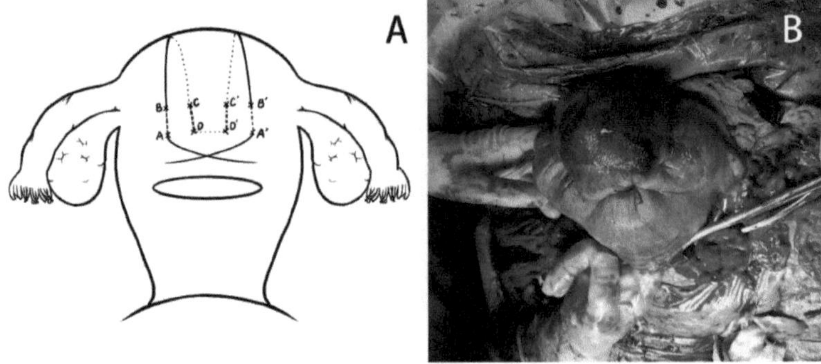

Figura 21. Compressão B-Lynch

O ponto seguinte deve ser realizado ao longo da parede posterior do útero, sobre os ligamentos uterossacros, numa direção transversal, perfurando todas as camadas do útero.

Tarefas situacionais

Tarefa

Numa mãe reincidente com uma gravidez de termo, as tentativas duram mais de 1 hora. Durante a tentativa seguinte, a paciente sentiu uma dor abdominal aguda, fraqueza e tonturas. Surgiu uma descarga de sangue no canal de parto com um volume de 100 ml. A tensão arterial baixou para 85/50 mmHg (tensão arterial de trabalho 120/80 mmHg), pulso - 120 batimentos por minuto. A cabeça do feto está localizada em pequenos segmentos à entrada da pélvis. O sinal de Vasten é positivo. O batimento cardíaco fetal é de 90 batimentos por minuto, sem som. Fora da tentativa, o útero não relaxa completamente. O segmento inferior do útero é fino, doloroso à palpação. Nota-se a posição elevada do anel contrátil. Durante o exame vaginal, a abertura do colo do útero é completa, a cabeça do feto é pressionada contra a entrada da pélvis, o corrimento é sanguinolento, moderado.

Diagnóstico. O plano de gestão.

Tarefa

Durante o segundo período de trabalho de parto, uma mulher em trabalho de parto com uma gravidez a termo sentiu uma dor aguda no abdómen, a descarga de sangue do canal de parto apareceu num volume de 100 ml. Queixas de fraqueza, tonturas.

90/60 mmHg (tensão arterial de trabalho - 120/80 mmHg), pulso - 125 batimentos por minuto. O útero mantém-se em boa forma fora da tentativa. Os batimentos cardíacos fetais são de 100 batimentos por minuto, sem som. Durante o exame vaginal, verificou-se uma abertura completa do colo do útero, a cabeça do feto na parte estreita da cavidade pélvica, uma fuga de águas mecânicas, uma descarga de sangue do canal de parto, moderada.

Diagnóstico. O plano de gestão.

Tarefa

Uma mulher em trabalho de parto com uma gravidez de termo, no primeiro período de trabalho de parto, teve uma descarga de sangue brilhante em quantidades moderadas. Antes do parto, o exame de ultrassom determinou que a borda da placenta está localizada a 4,5 cm da parte interna da faringe. O estado da mulher em trabalho de parto mantém-se satisfatório, a tensão arterial

- 110/70 mmHg, pulso - 80 batimentos por minuto. A cabeça do feto é pressionada contra a entrada da pélvis, o batimento cardíaco fetal é nítido, rítmico - 140 batimentos por minuto. O útero relaxa entre as contracções, é indolor à palpação em todos os departamentos. Durante o exame vaginal, o colo do útero é liso, a abertura é de 4 cm, os bordos são finos, a bexiga fetal está intacta. A cabeça do feto é palpada através das conchas, pressionada contra a entrada da pélvis. O exame de ultrassom determinou que a borda da placenta está localizada perto do colo do útero.

Diagnóstico. O plano de gestão.

Tarefa

Uma mulher grávida com 33 semanas de gestação foi levada de ambulância para o serviço de urgência com queixas de descarga moderada de sangue do canal de parto num volume inferior a 30 ml. O estado da doente é satisfatório, a tensão arterial é de 110/70 mmHg, o pulso é de 75 batimentos por minuto. O útero durante a palpação é normotónico, indolor em todos os departamentos. Os batimentos cardíacos do feto são de 140 batimentos por minuto, rítmicos. Durante o exame de ultrassom, o feto corresponde a 33 semanas de gravidez, a cabeça do feto está deitada, a placenta está localizada ao longo da parede anterior do útero, a borda inferior cobre a garganta interna do colo do útero por 1 cm, a quantidade de água é normal. Os parâmetros de Doppler no sistema mãe-placenta-feto são normais.

Diagnóstico. O plano de gestão.

Tarefa

Uma mulher grávida com 30 semanas de gestação foi levada de ambulância para o serviço de urgência com queixas de descarga de sangue escasso do canal de parto. O estado de saúde na altura da admissão é satisfatório. A tensão arterial é de 110/70 mmHg, o pulso é de 72 batimentos por minuto. O útero é indolor à palpação, em normotonus. O batimento cardíaco fetal é nítido, rítmico - 140 batimentos por minuto. A doente tem antecedentes de erosão cervical, que não foi tratada. No exame de ultrassom, o feto corresponde a 30 semanas, a placenta está localizada ao longo da parede posterior do útero, a borda inferior está a mais de 7 cm da faringe interna, 30 mm de espessura, 1 grau de maturidade, não há sinais de descolamento da placenta. A quantidade de água é normal. O estado da hemodinâmica no sistema mãe-placenta-feto está dentro dos limites normais. O exame com a ajuda de espelhos ginecológicos revelou erosão do colo do útero, sangramento ao toque. Um diagnóstico presuntivo. O plano de investigação.

Tarefa

Uma mulher grávida de 30 semanas de gestação foi levada de ambulância para o serviço de urgência com queixas de descarga de sangue escasso do canal de parto. O estado de saúde na altura da admissão é satisfatório. A tensão arterial é de 110/70 mmHg, o pulso é de 72 batimentos por minuto. O útero é indolor à palpação, em normotonus. Os batimentos cardíacos do feto são nítidos, rítmicos - 140 batimentos por minuto. No exame de ultrassom, o feto corresponde a 30 semanas de gravidez, a placenta está ao longo da parede posterior, a borda inferior está localizada a 1 cm da garganta interna do colo do útero, com 30 mm de espessura. 1 grau de maturidade. A quantidade de água é normal. O estado da hemodinâmica no sistema mãe-placenta-feto está dentro dos limites normais.

Diagnóstico. O plano de gestão.

Tarefa

Uma mulher grávida com 37 semanas de gestação foi hospitalizada no departamento de patologia da gravidez. O estado da grávida e do feto é satisfatório. Durante o exame de ultrassom, o feto está em apresentação de cabeça, corresponde a 38 semanas de gravidez, a placenta está localizada ao longo da parede anterior do útero, a borda inferior atinge a garganta interna do colo do útero, 35 mm de espessura, 3 graus de maturidade. A quantidade de água é normal. O estado da hemodinâmica no sistema mãe-placenta-feto está dentro dos limites normais. Diagnóstico. O plano de tratamento.

Tarefa

Uma mulher grávida com 35 semanas de gestação foi levada de ambulância para o serviço de urgência com queixas de dores abdominais e corrimento sanguíneo do trato genital. À palpação, o útero está em bom estado, doloroso à palpação nas partes esquerdas. A posição fetal é longitudinal, apresentação cefálica, batimentos cardíacos de 100 batimentos por minuto, arrítmicos. No exame de ultrassom, a placenta está localizada ao longo da parede lateral anterior e esquerda do útero, com 35 mm de espessura, 3ª maturidade, a borda inferior está a mais de 6 cm. da garganta interna do colo do útero. Entre a placenta e a parede uterina, visualiza-se uma formação de 5x2x4 cm com conteúdo líquido e heterogéneo da ecoestrutura.

Diagnóstico. O plano de gestão.

Tarefa

Imediatamente após o nascimento da placenta, o canal de parto apresenta uma descarga de sangue abundante de 500 ml e a hemorragia continua. O estado da maternidade é satisfatório, os parâmetros hemodinâmicos estão dentro dos limites normais. O útero é grande, macio à palpação e torna-se tonificado durante a massagem.

Diagnóstico. O plano de gestão.

Tarefa

Após o nascimento da placenta, o canal de parto liberta uma quantidade de sangue abundante de 500 ml e a hemorragia continua. Durante um exame manual do útero, não foram detectados restos de partes da placenta ou rutura do útero. Ao examinar os tecidos moles do canal de parto com a ajuda de espelhos obstétricos, não foram encontradas rupturas. O útero está flácido e não se contrai bem. A perda total de sangue atingiu 1200 ml (sangue com coágulos).

Diagnóstico. O plano de gestão.

Tarefa

Numa mãe de primeira viagem com pré-eclampsia às 38 semanas de gestação, a tensão arterial aumentou para 180/110 mmHg no início do trabalho de parto. Não tenho dores de cabeça. A minha visão é clara. O batimento cardíaco do feto é nítido, rítmico, 140 batimentos por minuto.

De acordo com o exame vaginal, a cabeça do feto está localizada numa parte estreita da cavidade pélvica, não existindo bexiga fetal.

Diagnóstico. Tácticas.

Tarefa

A grávida I., de 25 anos de idade, foi ao médico da clínica pré-natal às 33-34 semanas de gestação com queixas de inchaço dos membros inferiores. A gravidez é a primeira. Das doenças sofridas, a pielonefrite crónica é notada (está registada num nefrologista no dispensário). O aumento de peso foi de 14 kg, sendo de 1,0 kg na última semana.

O estado geral é satisfatório. A pele e as membranas mucosas visíveis são de cor normal. A frequência do pulso é de 64 batimentos por minuto, com enchimento e tensão satisfatórios. A tensão arterial é de 120/80 e 115/80 mmHg. O útero está num estado de tónus normal. A posição do feto é longitudinal, a cabeça está deitada, móvel acima da entrada da pélvis. Os sons do feto são claros, rítmicos, 140 batimentos por minuto. Inchaço das extremidades inferiores.

Análises gerais ao sangue e à urina sem alterações patológicas.

Diagnóstico. Tácticas.

Tarefa

K., uma mulher de 22 anos em trabalho de parto, foi admitida na maternidade com uma gravidez de termo e o início do trabalho de parto.

Durante a gravidez, frequentei a consulta da mulher de forma irregular. Na última visita à consulta, às 38 semanas, notou-se um aumento da tensão arterial para 135/95 - 140/95 mmHg, canelas pastosas. Recusou-se a ser hospitalizada. Uma mulher foi levada à maternidade por uma equipa de ambulância às 39-40 semanas de gestação com queixas de dores no occipital, na testa, na região epigástrica, diminuição da visão.

Ao exame, nota-se inchaço da face, edema maciço das extremidades, da parede abdominal anterior e da região lombar. Pressão arterial 140/95 - 155/90 mmHg, pulso 88 batimentos por minuto, propriedades satisfatórias. Não foi detectada qualquer patologia a nível dos órgãos internos. O útero está num estado de tónus normal, VDM - 35 cm, OJ - 101 cm. Dimensões pélvicas: 26-29-31-21 cm.

Na análise geral da urina, a proteína é de 1,0 g/l.

Diagnóstico. Tácticas.

Tarefa

M., primípara, 24 anos, foi admitida na maternidade com queixas de cefaleias, mau estado de saúde, dores abdominais de tipo cólicas durante a gravidez de 36-37 semanas.

Entre as doenças sofridas, refere uma disfunção somatoforme do sistema nervoso autónomo de tipo misto, uma violação do metabolismo das gorduras (altura - 164 cm, peso antes da gravidez - 85 kg). A partir da 32ª semana de gravidez, observa um aumento do peso corporal para 1,0 kg por semana, edema das extremidades inferiores, a partir da 34ª semana - um aumento da pressão arterial para 140/90 mmHg. Recusou a hospitalização proposta e não aceitou o tratamento em ambulatório.

Ao exame: inibido, a respiração pelo nariz é difícil. A frequência de pulso é de 98 batimentos por minuto, enchimento e tensão satisfatórios. AD - 180/110 e 175/100 mmHg. Contracções de força e duração médias. O líquido amniótico não escorreu. VDM - 31 cm, JO - 92 cm. A posição do feto é longitudinal, a cabeça está deitada, pressionada contra a entrada da pélvis. Os sons do feto são claros, rítmicos, 136 batimentos por minuto. Inchaço das extremidades inferiores, da parede abdominal anterior e da face. Na análise geral da urina, a proteína é de 1,0 g/l.

Para esclarecer a situação obstétrica, foi realizado um exame vaginal, durante o qual surgiram inquietações motoras, pequenos tremores fibrilares dos músculos da face e dos braços, que se transformaram em convulsões tónicas. Após um ataque de convulsões que durou 1,5 minutos, a consciência foi restabelecida. Anestesia inalatória com óxido nitroso e fluorotano com oxigénio, o exame vaginal foi concluído: o colo do útero estava liso, a abertura da faringe era de 3 cm, a bexiga fetal estava intacta, a cabeça estava pressionada contra a entrada da pélvis.

Diagnóstico. Tácticas.

Tarefa

Uma mulher em trabalho de parto deu entrada na maternidade às 38-39 semanas de gestação com um bom trabalho de parto, iniciado há 6 horas, com saída de líquido amniótico com o início do trabalho de parto.

Da anamnese: a partir das 36 semanas de gravidez, notou um aumento do peso corporal para 1,0 kg por semana, inchaço das extremidades inferiores, um aumento da pressão arterial para 140/90 mm Hg. Recusou o internamento proposto, não aceitou o tratamento em ambulatório.

Após a receção de uma queixa de dor de cabeça, dor na região epigástrica, um "véu" na frente dos olhos. Ao exame, nota-se uma face pastosa, inchaço das extremidades inferiores. A temperatura é de 37,00 C, o pulso é de 94 batimentos por minuto, rítmico e intenso. Tensão arterial - 185/110 mmHg, 190/100 mmHg.

Exame de urina total: proteína 2,0 g/l.

Logo após a admissão, as tentativas começaram durante 30-35 segundos após 3-4 minutos. A posição do feto é longitudinal, a cabeça do feto está na cavidade pélvica. Batimento cardíaco fetal à esquerda, abaixo do umbigo, 134 batimentos por minuto, rítmico. Ao tentar efetuar um exame vaginal, ocorreu uma convulsão, acompanhada de perda de consciência. Exame vaginal: a abertura da faringe está completa, a bexiga fetal está ausente, a cabeça do feto está numa parte estreita da cavidade pélvica, uma sutura em forma de seta no tamanho oblíquo direito, uma pequena fontanela à esquerda e à frente.

Bibliografia

Literatura

Literatura principal:

1. Actas clínicas nacionais "Gravidez normal". Tashkent 2021.

2. Akusherstvo: Uchebnik / g.M. Saveleva, R.I. Shalina, L.G. Sichinava, O.B. Panina, M.A. Courser. - 2-e izd., pererab. I dop. - M.: Geotar-Media, 2018. - 576 P.: il. NF000892.

3. "Benson&Pernoll's Handbook of Obstetriss & Gynesology" Martin L., Pernoll M.D., 2011.

4. "Obstetriss and Gynaesology" Joan Pitkin, Alison B. Peattie, Brian A. Magowan, 2013.

5. The Johns Hopkins Manual of Gynesology and Obstetriss1" Editores: Nicholas Slam-Brou, Abraham N. Morse, Edward e. Wallach, Lippinsott, Williams & Wilkins, 2011.

6. Yu.K. Djabbarova, F.M. Ayupova. Obstetrícia. Tashkent, 2013.-324s.

7. Kriticheskie sostoyaniya v akusherstve I gynecologii. Rukovodstvo dlya vrachey. Tashkent, 2015.- 132s.

Literatura adicional:

8. Nasionalny standard po povisheniyu kachestva okazaniya perinatalnoy pomotshi v rodovspomogatelnix uchrejdeniyax system zdravooxraneniya Respubliki Uzbekistan. Tashkent, 2015. 136s.

9. Acusação e ginecologia. Práticas de navegação e formação em cursos de fantomnim: Ucheb. Posobie, 2018.

10. Acusação e ginecologia. Pod redaksiey g.M. Savelevoy M. 2009

11. Peredovie praktiki V akusherstve I gynecologii. Rukovodstvo. D.K. Najmutdinova s soavt. Tashkent, 2017.500 s
12. Neotlozhnaya pomotsh V akusherskoy praktike. Package uchebnix materialov po IVBR. USAID, Projekt Zdorovaya semya. Tashkent. - 2014.-209s.
13. Akusherstvo. Saveleva G.M. Moscovo, medisina 2000 g.
14. Prophylaxis akusherskix oslozhneniy v jenskoy qonsultasii I poliklinike Djabbarova yu.K., Pakhomova J.E. 1994.
15. Izbrannie lektsii po akusherstvu I gynecologii. Strijakov A. N., A. I. Davidov, 2000.
16. http: surgeryclinic.medserv.com/og/gynaecology3//
17. 1. A norma nacional para melhorar a qualidade dos cuidados perinatais em instituições obstétricas do sistema de saúde da República do Uzbequistão. Tashkent, 2015. 136c.
18. Obstetrícia e ginecologia. Editado por G.M. Savelyeva M. 2009
19. Boas práticas em obstetrícia e ginecologia. Manual. D.K. Nazhmutdinova et al. Tashkent, 2017.500c
20. Cuidados de emergência na prática obstétrica. Um pacote de materiais didácticos sobre o IVBR. USAID, Projeto Família Saudável. Tashkent.-2014.-209c.
21. Cuidados básicos pré-natais, perinatais e pós-natais. (OMS) Tashkent, 2005.
22. Instruções para a determinação dos critérios de nados-vivos e nados-mortos recomendados pela Organização Mundial de Saúde nas regiões-piloto do Uzbequistão, Tashkent 2013.-139c.
23. Prevention of HIV transmission from mother to child (a textbook for obstetricians, gynecologists, neonatologists, pediatricians, infectious disease

specialists, family doctors, health organizers, interns and students), Ucrânia. UNICEF, 2013.-268c.

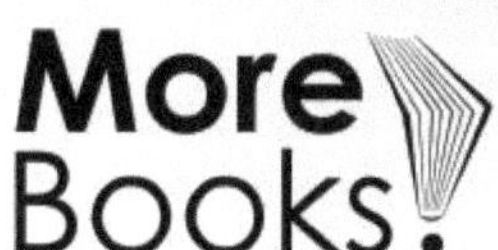

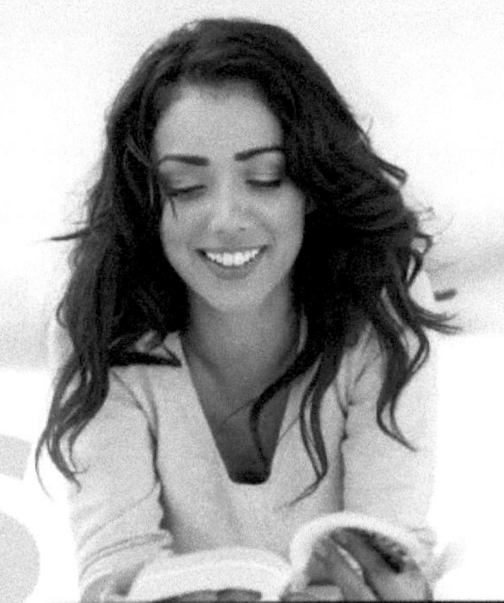

yes

I want morebooks!

Buy your books fast and straightforward online - at one of world's fastest growing online book stores! Environmentally sound due to Print-on-Demand technologies.

Buy your books online at
www.morebooks.shop

Compre os seus livros mais rápido e diretamente na internet, em uma das livrarias on-line com o maior crescimento no mundo! Produção que protege o meio ambiente através das tecnologias de impressão sob demanda.

Compre os seus livros on-line em
www.morebooks.shop

info@omniscriptum.com
www.omniscriptum.com

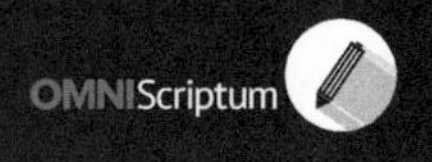

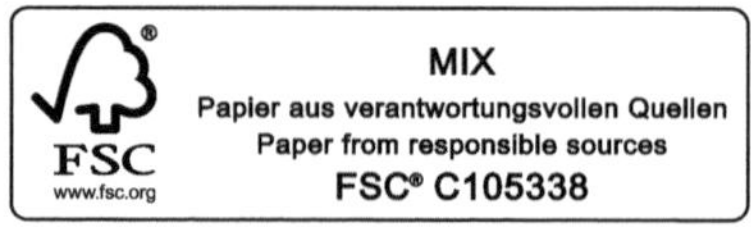

Printed by Books on Demand GmbH, Norderstedt / Germany